PT・OT・STのための

神経学
レクチャーノート

森 惟明 高知大学名誉教授

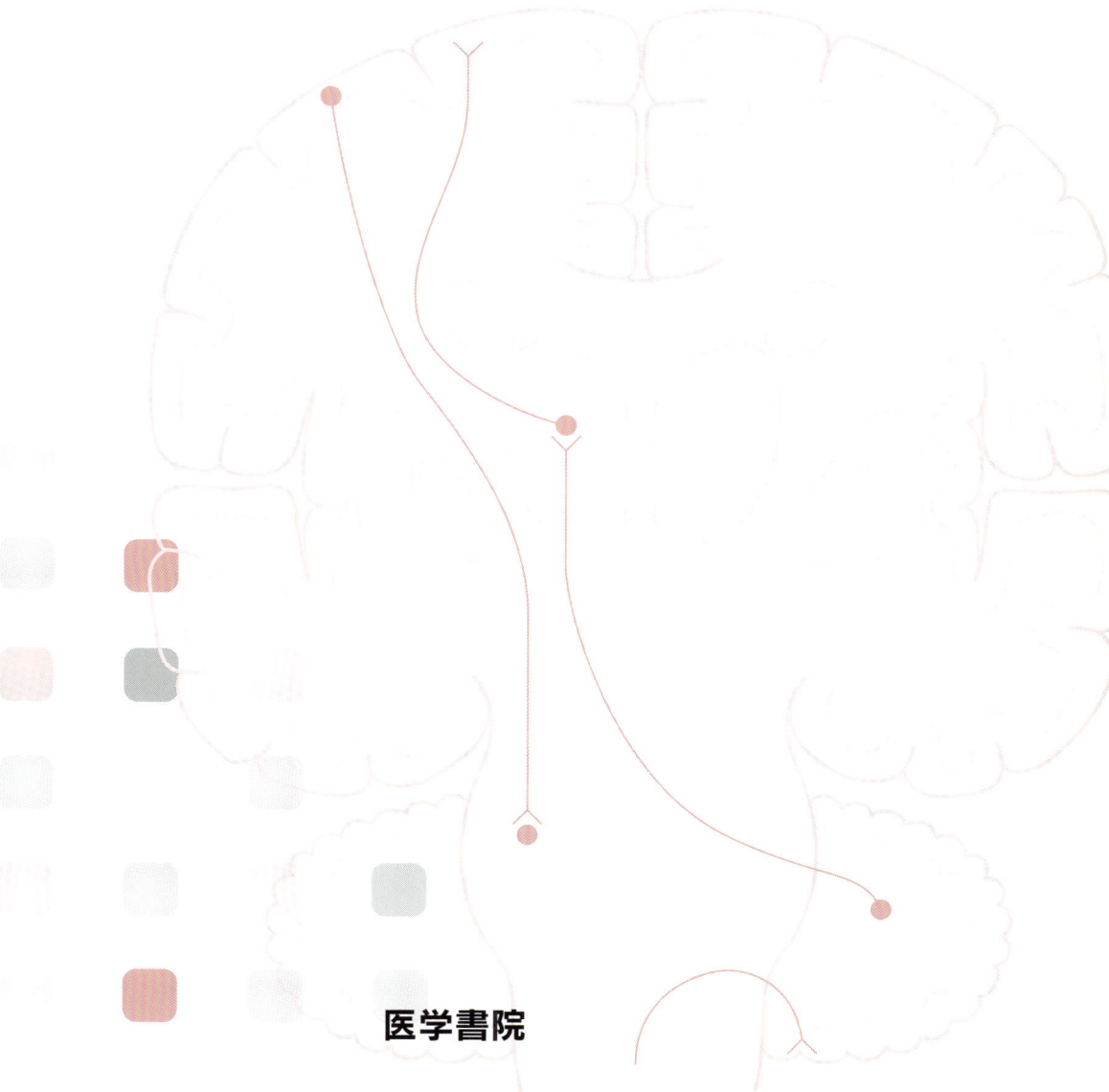

医学書院

PT・OT・STのための
神経学レクチャーノート

発　　行	2006年12月15日　第1版第1刷Ⓒ
	2013年 4 月15日　第1版第3刷

著　者　森　　惟明
　　　　もり　これあき

発行者　株式会社　医学書院
　　　　代表取締役　金原　優
　　　　〒113-8719　東京都文京区本郷 1-28-23
　　　　電話　03-3817-5600（社内案内）

印刷・製本　真興社

本書の複製権・翻訳権・上映権・譲渡権・公衆送信権（送信可能化権を含む）は㈱医学書院が保有します．

ISBN978-4-260-00370-4

本書を無断で複製する行為（複写，スキャン，デジタルデータ化など）は，「私的使用のための複製」など著作権法上の限られた例外を除き禁じられています．大学，病院，診療所，企業などにおいて，業務上使用する目的（診療，研究活動を含む）で上記の行為を行うことは，その使用範囲が内部的であっても，私的使用には該当せず，違法です．また私的使用に該当する場合であっても，代行業者等の第三者に依頼して上記の行為を行うことは違法となります．

JCOPY　〈㈳出版者著作権管理機構　委託出版物〉
本書の無断複写は著作権法上での例外を除き禁じられています．複写される場合は，そのつど事前に，㈳出版者著作権管理機構（電話 03-3513-6969，FAX 03-3513-6979，info@jcopy.or.jp）の許諾を得てください．

序

　著者は高知医科大学（現　高知大学医学部）で初代教授として19年間脳神経外科学の講義をしてきた．就任後しばらくして，講義に際して自作のテキストの必要性を感じ，『ガイドライン脳神経外科』（南江堂，1995）を著し使用してきた．

　定年退官後は，5年間にわたりPT・OT学生に神経学の講義を行ってきた．医学生ほどではないにしても，学生はかなりの医学専門知識を習得しなければならず，教える側としても限られた時間にいかにして教育の実を上げるかで苦労しながら講義を行っているのが実情である．

　学生に神経疾患を理解させるためには，どうしても神経解剖と画像診断を習得させなければならず，この目的のためにCD-ROM付きの『脳画像のみかたと神経所見』（医学書院，2004）を著した．

　これで講義もそれほど苦労しなくても行えると考えていたが，医学生のために著した『ガイドライン脳神経外科』をテキストとして使用するのは量が多く，また，コメディカルの学生にとってそれほど必要でない部分もあることから，やはり『脳画像のみかたと神経所見』を補うPT・OT学生，さらにST学生のための神経学のテキストを姉妹本として著す必要に迫られた．

　今回も『脳画像のみかたと神経所見』と同様，ページ数は少ないが実効の上がるテキストを目指した．具体的には以下のような方針で執筆することにした．

■神経学のなかでもPT・OT・ST学生にとって必要な基本的知識に絞って記述した．一方，類書であまり詳しく記載されていない事項でも，PT・OT・ST学生にとって大切だと思われるものはできるだけ詳しく述べた．したがって，これまでに出版された神経学の参考書と違って，章や項目で記述の長短が生じる結果となった．

■図表は記述の理解を深めるために多く挿入することが望ましいが，あまり多くなると従来の参考書のようにページ数の多い本となることから，必須と思われるものを重点的に挿入した．

■従来の参考書と違って，少ないページで効率よく勉強してもらうように，記述ではパラグラフの記述を重視し，メリハリのあるものとした．すなわち，各パラグラフは長い文章のまとめに相当するよう，かなり中身の濃い記述とした．

■画像診断に関しては，『脳画像のみかたと神経所見』を参照してもらうことを前提に，要点のみに絞った．神経解剖に関しては前書と重複する部分が多くても再度述べ

ることにしたが，模式図の挿入は必要最小限にとどめた．画像ならびに解剖に関しては，適宜，姉妹書を見ていただきたい．

■画像診断の主体はCT・MRIであるが，最近PETが多くの施設に導入されたことから，本書では紙数の許すかぎり詳述することにした．

■神経疾患については，本書でも"三大脳神経疾患〔脳血管障害（脳卒中），頭部外傷（脳外傷），脳腫瘍〕"を重点的に取り上げた．PT・OT・STが診療にあたって遭遇する機会の多い脊髄外傷，脊椎・脊髄疾患については本書で改めて比較的詳しく述べることにした．

■"三大脳神経疾患"のなかでも脳血管障害（脳卒中）は特に重要な疾患であるが，そのなかでも最近は脳梗塞の頻度が脳出血を追い越して大部分を占めるようになったことから，虚血性脳血管障害に関しては他の疾患よりも詳しく述べることとした．特にこの疾患に対する最近の治療法，ガイドラインに基づく治療法について比較的詳しく述べた．

■著者は外科的治療の対象となる神経疾患を専門とするが，神経外科的疾患に偏らぬように，変性・脱髄疾患や筋疾患など神経内科的疾患についても努めて取り上げ，概説するようにした．

■PT・OT・STの神経疾患の治療への関わりは医師とは異なるため，治療法については患者ケアに際して必要最小限の知識を概説するにとどめた．なお，理学・作業療法的アプローチに関しては，最後にあげた書籍などを参考にしていただきたい．

■本書は，あくまでPT・OT・ST学生にとって必要な神経学の基礎的知識に絞って著したテキストである．さらに理解を深めるために，最後にあげた参考書を適宜読んでいただきたい．

　本書を姉妹書『脳画像のみかたと神経所見』と一緒にテキストとして活用していただき，PT・OT・ST学生として必要な神経学の知識を身につけてもらえれば，著者としてはこの上もない幸せである．

　今回も，本書の出版にあたっては，医学書院書籍編集部の課長　坂口順一氏ならびに菅陽子氏に大変お世話になったのでここに深謝申し上げます．

平成18年12月

高知大学名誉教授　森　惟明

目 次

第1章 神経学で対象とする疾患 ································· 1

第2章 神経の構造と機能 ······································· 3
 1．神経系 ··· 4
  （1）脳，（2）神経路，（3）脊髄，（4）末梢神経系，（5）自律神経系
 2．中枢神経の被覆構造物 ··································· 18
 3．脳血管 ·· 19
 4．脳脊髄液（髄液） ······································· 22

第3章 神経症候 ·· 25
 1．頭蓋内圧亢進 ·· 26
 2．意識障害 ·· 28
 3．運動麻痺 ·· 32
 4．その他の神経症候 ······································ 35
  （1）頭痛，（2）疼痛，（3）しびれ，（4）痙攣（けいれん），（5）高次脳機能障害，（6）言語障害，
  （7）嚥下障害，（8）認知症（痴呆），（9）ふるえ（不随意運動），（10）歩行障害，（11）めまい，
  （12）耳鳴り

第4章 神経学的診断法 ·· 63
 1．問診 ·· 64
 2．既往症 ·· 64
 3．神経学的診察 ·· 64
 4．病巣区分 ·· 66

第5章　神経学的検査法（補助診断法）　…69

1. CT（computed tomography）　…70
2. MRI（magnetic resonance imaging）　…72
3. 脳血管撮影　…74
4. その他の検査法　…75

　　(1) 頭蓋単純撮影，(2) 脊椎単純撮影，(3) 腰椎穿刺（脳脊髄液検査），
　　(4) 脳槽造影（シンチルノグラフィ），(5) 脊髄造影（ミエログラフィ），
　　(6) 脳シンチグラフィ，(7) 脳波（EEG），(8) 誘発電位，
　　(9) 頭蓋内圧モニター（ICP monitoring），(10) 超音波検査，(11) 脳循環測定（CBF），
　　(12) PET（positron emission tomography），(13) 筋電図（EMG），(14) 内分泌検査，
　　(15) 神経眼科検査，(16) 神経耳科検査

第6章　脳血管障害（脳卒中）　…83

1. 脳血管障害（総論）　…84

　　(1) 脳血管障害の分類，(2) 脳血管障害の成因，(3) 脳血管障害の最近の傾向，
　　(4) 脳血管障害の症状，(5) 脳血管障害の治療

2. 脳血管障害（各論）　…88

　　(1) 虚血性脳血管障害（脳梗塞，脳塞栓）

　　　解説①　脳梗塞の急性期薬物療法　…90

　　(2) 出血性脳血管障害

　　　a. 高血圧性脳出血（脳内出血），b. くも膜下出血，c. 脳動静脈奇形（AVM），
　　　d. もやもや病〔ウィリス（Willis）動脈輪閉塞症〕

第7章　神経外傷　…99

1. 頭部外傷（脳損傷）　…100

　　(1) 脳損傷の受傷機転，(2) 頭部外傷による死亡原因，(3) 頭部外傷の分類，
　　(4) 脳損傷の病態生理，(5) 脳損傷の症候，(6) 頭部外傷による主な頭蓋・頭蓋内損傷，
　　(7) 頭部外傷の診断，(8) 頭部外傷の治療

2. 脊髄損傷　…104

　　(1) 脊髄損傷の機序と病態生理，(2) 脊椎損傷との関連，(3) 脊髄損傷の分類，
　　(4) 脊髄損傷の神経症状，(5) 脊髄損傷の診断，(6) 脊髄損傷後の経過と予後，
　　(7) 脊髄損傷の治療と社会復帰

第8章 頭蓋内腫瘍（脳腫瘍） ……109

1. 頭蓋内腫瘍（総論） ……110
   (1) 脳腫瘍の分類，(2) 脳腫瘍の好発部位，(3) 脳腫瘍の症状，(4) 脳腫瘍の診断，
   (5) 脳腫瘍の治療
2. 頭蓋内腫瘍（各論） ……114
   (1) 神経膠腫，(2) 髄膜腫，(3) 神経鞘腫，(4) 下垂体腺腫，(5) 胚細胞腫瘍，
   (6) 頭蓋咽頭腫，(7) リンパ腫，(8) 転移性脳腫瘍

第9章 脊椎・脊髄疾患 ……119

1. 脊椎・脊髄疾患（総論） ……120
2. 脊椎変性疾患 ……121
   (1) 頸部脊椎症（頸椎症），(2) 頸椎椎間板ヘルニア，
   (3) 後縦靭帯骨化症，黄色靭帯骨化症，(4) 腰椎椎間板ヘルニア
3. 頭蓋頸椎移行部の先天異常 ……123
   (1) 頭蓋底陥入症，(2) 環椎軸椎亜脱臼，(3) 後頭骨環椎癒合症，
   (4) 歯状突起の形成異常，(5) クリッペル・フェール（Klippel-Feil）症候群
4. 脊髄疾患 ……125
   (1) 脊髄腫瘍，(2) 脊髄血管障害，(3) 脊髄空洞症，(4) 脊髄髄膜瘤，脊髄奇形，
   (5) 脊髄硬膜下・硬膜外膿瘍（血腫）

第10章 その他の神経疾患 ……135

1. 機能性疾患 ……136
   (1) 発作を起こす疾患，(2) 痛みを起こす疾患，(3) 運動異常を起こす疾患
2. 感染症 ……138
   (1) 細菌感染症，(2) ウイルス感染症，(3) 真菌感染症，(4) プリオン病，
   (5) その他の頭蓋内感染症
3. 中枢神経系形態異常 ……141
   (1) 先天性水頭症，(2) 頭蓋縫合早期癒合症，(3) 神経管閉鎖不全，
   (4) キアリ奇形，(5) 脳性麻痺
4. 変性疾患 ……143
   (1) 認知症（痴呆）を主とする疾患（大脳皮質変性症），
   (2) パーキンソニズムを主とする疾患（錐体外路変性症），(3) 不随意運動を主とする疾患，
   (4) 運動ニューロン疾患

5. 脱髄疾患 ・・ 147
　　　　（1）多発性硬化症
6. 末梢神経障害（ニューロパチー）・・ 149
　　　　（1）末梢神経障害の分類，（2）末梢神経損傷に特異的な現象，（3）末梢神経損傷の治療，
　　　　（4）腕神経叢麻痺，（5）多発ニューロパチー，（6）ギラン・バレー（Guillain-Barré）症候群，
　　　　（7）シャルコー・マリー・トゥース（Charcot-Marie-Tooth）病，
　　　　（8）糖尿病性ニューロパチー，（9）単ニューロパチー
7. 神経筋接合部疾患と筋障害（ミオパチー）・・・・・・・・・・・・・・・・・・・・・・・・・・・・・・・ 154
　　　　（1）重症筋無力症，（2）多発性筋炎，皮膚筋炎，（3）進行性筋ジストロフィー

第11章　神経疾患の治療法 ・・・ 157

　　　解説②　定位放射線治療 ・・ 160
　　　解説③　脳血管内治療 ・・ 161

第12章　神経学の知識の整理 ・・・ 163

　1. 神経系の構造と機能 ・・ 164
　2. 神経疾患の症候 ・・ 167
　3. 神経学的診断法 ・・ 170
　4. 神経学的検査法（補助診断法）・・ 170
　5. 主な神経疾患 ・・ 170
　6. その他の神経疾患 ・・ 172
　7. 神経疾患の治療 ・・ 174

資料　神経学の参考書 ・・・ 175

索引 ・・ 177

第1章

神経学で対象とする疾患

はじめに

- PT・OT・STと神経学との関わりは、神経疾患によってもたらされる障害を評価し、その障害による患者の不利益を最小限にくい止めるための治療・ケアにあたることにある。
- 神経疾患のなかでも脳卒中（脳出血・脳梗塞）、脳・脊髄外傷、脳腫瘍などは画像に描出されやすい限局性器質性病変のことが多い。脳病変は神経所見と関連させやすいため、患者の障害を適切に評価し、的確な治療計画を立てることができる。

▶ 神経疾患を「神経内科疾患」と「神経外科疾患」に分けることがある。しかし、この両者の間には、はっきりとした区別は存在しない。全身性の疾患または血管性疾患による神経障害は、両者にまたがる。

▶ 神経内科疾患の多くは神経系の内因性疾患で、神経の脱髄・変性をきたす疾患が対象となる。治療手段としては非手術的療法が主体をなす。

▶ 神経外科疾患は外傷など外因性疾患が多く、頭蓋内圧亢進をきたす。神経への圧迫に対して外科的な減圧手術療法を行う。

▶ 神経疾患を診療するには両者の疾患の知識が必要で、両者の区別をあまり意識しないほうがよい。

第2章

神経の構造と機能

1. 神経系
2. 中枢神経の被覆構造物
3. 脳血管
4. 脳脊髄液（髄液）

1. 神経系

神経系の単位であるニューロンは、発生後に継続的な修復が行われて正常機能を維持するのに対して、グリア（膠細胞）は増殖能がありニューロンが正常に機能するのを支援する。神経系は、中枢神経系と末梢神経系からなる。中枢神経系は、脳と脊髄からなり、末梢神経系は、脳神経と脊髄神経からなる。末梢神経は損傷されても再生が可能だが、中枢神経はいったん損傷されると再生しない。特に脳という臓器は次のような3つの特異性をもっている。まず第一に、損傷されると再生しない（再生能力が極めて乏しい）。第二に、他の臓器と比べて、損傷されやすい。第三は、部位ごとにそのはたらきが異なる（機能の局在がある）。脳ではたとえ小さな部分でも損傷されると、神経欠損症状が出現する。

1 脳

▶ヒトの脳の重量は、成人では1,200～1,500gもある。脳で喜怒哀楽の感情制御はもちろんのこと、思考・判断・記憶といった精神活動を行っている。このような精神活動のほかに、内臓の機能を調節し、生命を維持するはたらきもしている（表1）。

▶脳は構造も機能も複雑だが、発生学的には、もともとは1本の神経管の前方部が膨れ出たものである。特に、最前方部とそのやや後方部2か所は背側に大きく膨張して、大脳と小脳になった。大

表1 脳の部位と機能

部位		機能
大脳	皮質	運動、感覚、言語・記憶・思考・判断など高度な機能
	辺縁系	本能
	基底核	姿勢・運動制御
間脳	視床	感覚の中継（大脳の感覚領へ）、運動領への投射による姿勢・運動の制御
	視床下部	体内環境を制御する自律機能
	小脳	眼球運動、姿勢・運動制御
脳幹	中脳	瞳孔反射、姿勢調節
	橋	排尿中枢
	延髄	呼吸・循環中枢

脳，間脳，小脳以外の部分は，脳の中軸部にあたるので，脳幹とよばれる。

▶脳は，その重量が体重の約2％であるが，脳血流量は1分間に700〜900 mL（50〜60 mL／100 g／分）で心拍出量の15％に相当する。また，脳の酸素消費量は安静時全身酸素消費量の20％，グルコース消費量は全身の消費量の25％を占める。このことは，脳が血流遮断や低酸素状態で障害を受けやすいことを意味している。脳代謝に応じて脳血流が増減するが（カップリング），脳疾患でアンカップリングが起こると脳はさらに障害をきたすことになる。

▶脳にはセロトニン，アセチルコリン，ドパミン，ノルアドレナリン，グルタミン酸などさまざまな神経伝達物質が存在する。通常，多くのニューロンは単一の神経伝達物質を含み，それに対応した単一の機能活動を行う。

▶脳は，頭皮，頭蓋骨，髄膜（硬膜，くも膜，軟膜）におおわれている。脳には大脳，間脳（視床，視床下部），脳幹，小脳があり，中脳，橋，延髄を合わせて脳幹とよぶ。大脳は左右1対ある大脳半球と深部の大脳辺縁系，大脳基底核，内包からなる。

a. 大脳半球

▶大脳半球は外側溝（シルビウス裂），中心溝（ローランド溝），頭頂後頭溝によって，前頭葉，頭頂葉，側頭葉，後頭葉の4葉に分けられる。

▶大脳半球の表層を大脳皮質といい，神経細胞の集合体である灰白質からなる。大脳の表面は，溝（脳溝）や盛り上がり（脳回）が多くあり，皮質の面積を広げている。大脳皮質はその細胞構造，性質の違いにより52の領野に分けられる（ブロードマンの脳地図）。大脳皮質には第一次感覚野，第一次運動野のほかに連合野とよばれる高次機能の中枢があり，各中枢での情報が連合野で統合され，精神・心理機能を司っている。大脳皮質が限局性に損傷されると失語，失行，失認などの巣症状を呈し，両側大脳皮質全体が損傷されると，意識が障害される（**表2**）。

表2 大脳半球障害による神経症状

左右半球の別なくみられる症状	片麻痺，片側感覚障害，同名半盲
劣位半球障害にみられる症状	病態失認，身体失認，構成失行
優位半球障害にみられる症状	失語症
両側半球障害にみられる症状	認知症，仮性球麻痺

▶大脳半球の運動領や感覚領は，それぞれの領域と全身の各部位が対応するように神経線維によって連絡されている。すなわち，末梢の脳における局在が明確である。また，左右の半球間は交連線維により連絡されている。神経線維が白質を形成する。

▶前頭葉には中心溝の前（前頭葉の後部）にある運動領（運動中枢），ブローカの運動性言語中枢，前頭眼野などが存在する。頭頂葉には中心溝の後ろに感覚領が存在する。運動領，感覚領とも上から下へ下肢，上肢，顔面の順にその局在が並んでいる。側頭葉にはウェルニッケの感覚性言語中枢が存在する。後頭葉には視覚領（視覚中枢）が存在する。

b. 大脳辺縁系

▶大脳辺縁系は扁桃体，海馬，帯状回，脳弓，島からなり，記憶，学習，情動などに関与していると考えられている。

c. 大脳基底核（表3，図1）

▶大脳皮質の下にある灰白質のかたまりを大脳基底核という。尾状核，レンズ核（被殻・淡蒼球），線条体（尾状核・被殻），扁桃核，前障がこれに属し，錐体外路系の一部をなす。レンズ核は内側部の淡蒼球と外側部の被殻からなる。被殻は視床とともに高血圧性脳出血の好発部位である。錐体路は大脳皮質運動領と脊髄を結ぶ神経路で，随意運動に関係する。それ以外の運動性伝導路を総称して錐体外路系という。錐体外路系は不随意運動に関係しており，運動をスムーズに行ううえで大切な役割を果たしているほか，姿勢や筋緊張にも関係している。

d. 内包

▶大脳深部のレンズ核，尾状核，視床に囲まれた部分を内包といい，前脚，膝，後脚に区分される。内包後脚には錐体路である皮質脊髄路が通る。したがって，被殻出血や視床出血が大きくて内包の後脚に及ぶと，片麻痺をきたす。

表3　大脳基底核の各部位と障害時の異常

大脳基底核				扁桃核
尾状核	被殻		淡蒼球	
線条体		レンズ核		
舞踏病			パーキンソン症候群	
ハンチントン病			筋緊張亢進 運動減少	情動
	筋緊張低下 運動亢進	アテトーゼ		

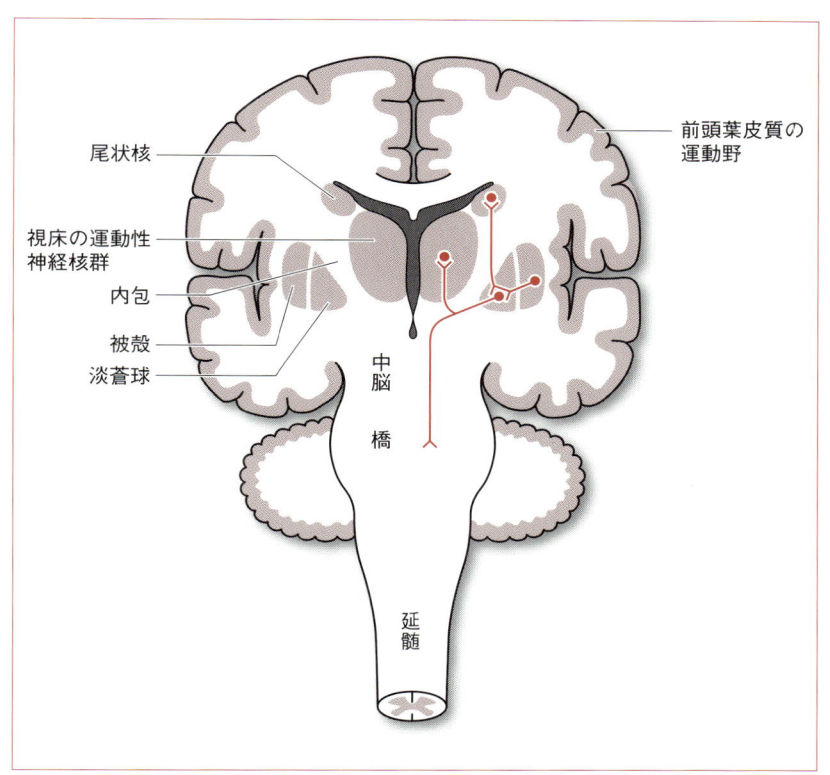

図1　大脳基底核の神経連絡

e. 間脳

▶大脳の基幹部にあたる部分を間脳といい，視床と視床下部からなる。間脳下部は，脳幹へと続く。視床は大脳と結びつきの強い神経細胞が集まった部分で，脊髄などから届いた感覚の情報を大脳に伝えたり，大脳が発した運動の指令を調節したりする。

▶視床には多くの神経核が存在し，大脳皮質のほとんどすべての領野と連絡をとりあって運動，感覚などあらゆる面に関与している。脳卒中や脳腫瘍により視床が損傷されると，視床痛（中枢痛）という，反体側の顔面や上下肢感覚が喪失しているのに耐え難い疼痛を起こす。

▶視床下部は本能や情動の中枢のほか，ホルモンを分泌する神経核が存在し，下垂体を介して自律神経機能，内分泌機能など生体のホメオスタシス（恒常性）維持を担っている。睡眠，摂食，水分・電解質，肥満・るいそう，性機能などを調節している。

f. 脳幹

▶脳幹は中脳，橋，延髄の3つの部分からなる。大脳と小脳に隠れて目立たないが，生命の営みには非常に大切な役割を果たしてい

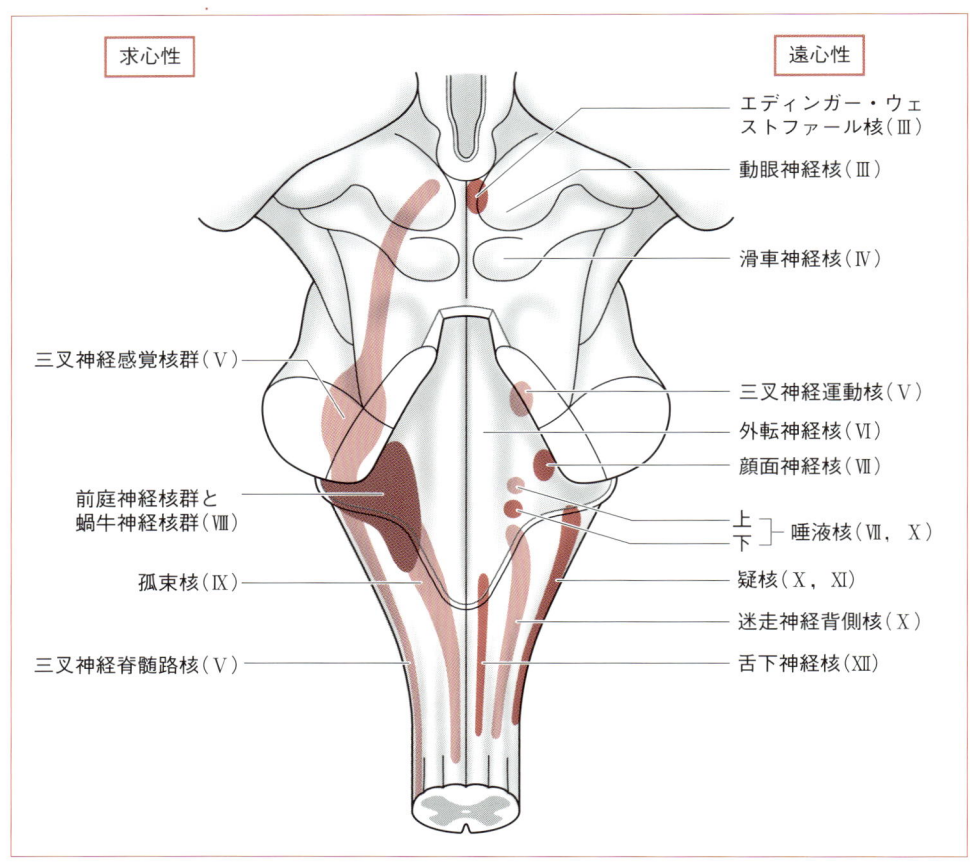

図2　脳幹における脳神経核の位置

る。中脳，橋，延髄には，生命を維持するために重要な自律機能を調節する中枢と第3～12脳神経の核が存在する（**図2**）。心拍や血圧を調節する循環中枢，呼吸のリズムを形成する呼吸中枢，嘔吐反射を起こす嘔吐中枢，さらに嚥下中枢や排尿中枢が知られている。

▶ 狭い脳幹中を重要な上行性・下行性神経路が通るため，小さな病変でも広範な症状を呈する（p.33, 34参照）。

▶ 中脳の大脳脚の中央1/3を錐体路が通る。上丘は視覚に，下丘は聴覚に関係する。橋の底部には錐体路が通っている。延髄には第8～12脳神経の核が存在する。また，脳幹と小脳は小脳脚という神経線維束により連絡している。

g. 小 脳

▶ 小脳は小脳半球と正中部の小脳虫部からなり，橋の上に存在する。小脳の表面には，大脳よりもずっと細かい溝が多くある。小

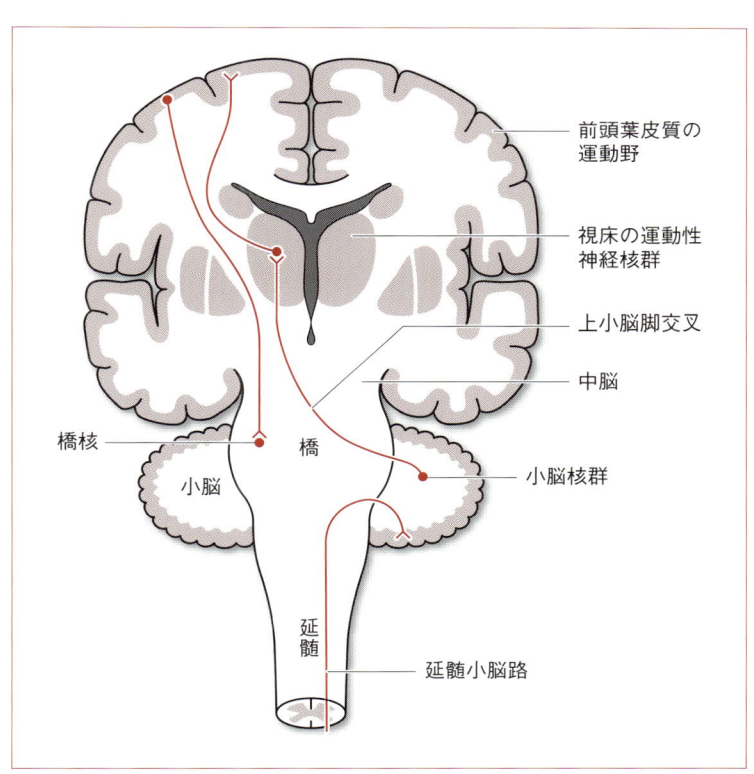

図3　小脳の神経連絡

脳表面の皮質もこの溝によって面積が広くなっている。小脳は，内耳からの平衡感覚によって眼球の協調運動を調節したり，大脳や脊髄と結びついて協調運動や姿勢を制御したり，構音に関与したりしている（図3）。したがって，小脳の機能が障害されると運動失調，失調性歩行，失調性構音障害，測定障害，企図振戦などが出現する。

2 神経路

▶中枢神経は灰白質と白質の2つの部分からできている。灰白質は神経細胞が集合しており，脳では種々の中枢を形成する。白質は神経細胞から出る神経線維でできており，大脳半球の中枢を連絡したり（交連線維：脳梁），同側の中枢を連絡したり（連合線維：外包），大脳の中枢と大脳以外の中枢を連絡したり（投射線維：錐体路，感覚路）している。

▶中枢神経系において，同じはたらきをする神経線維（軸索）の束を神経路とよぶ。神経路が連なって伝導路が形成される。

▶脳と脊髄の間を連絡する神経路には，末梢の情報を脳に伝える上行路（感覚性伝導路）と脳からの指令を末梢に伝える下行路（運動性伝導路）がある。

▶脊髄視床路は，表在感覚（温度覚，痛覚，触覚の一部）に関係する感覚性伝導路で，脊髄後角に始まり，中心管の下側を通って反体側の前側索，後索を上行し視床に達する。視床からは大脳皮質感覚領へ線維が達する。

▶後索路は，深部感覚（振動覚と位置覚，立体覚，2点識別覚，図形識別覚）と触覚を伝える感覚性伝導路で，後索を上行して延髄で交叉した後，内側毛帯を形成して脳幹を上行し，視床に達する。

▶脊髄小脳路は，筋覚，関節覚，触覚を伝える。この伝導路が障害されると運動失調（フリードライヒ家族性遺伝性運動失調症など）が起こる。

▶錐体路（皮質脊髄路）は運動伝導路で，大脳皮質運動領に始まり，内包後脚を通り，中脳の大脳脚を経て，延髄で左右が交叉し（錐

体路交叉），主に脊髄の側索を下降して脊髄前角に終わる下行路である。随意運動を支配する。

▶視覚路は，網膜上の神経節細胞の軸索が乳頭に集まり視神経を形成する。視神経は視交叉の後，視索の多くは上丘の外側膝状体に終わる。そこから視放線を形成して後頭葉の視覚領に至る。

▶聴覚路は，蝸牛神経から延髄上部の蝸牛神経核へ，そこから下丘の内側膝状体核を経て側頭葉の聴覚野へ至る。

▶平衡に関わる前庭系は，前庭神経から延髄上部の前庭神経核へ，そこから中脳，小脳，脊髄に至る。

▶味覚路は，舌前2/3は鼓索神経，後は1/3舌咽神経を介して弧束核に至り，最終的には弁蓋または島皮質に達する。

▶嗅覚路は，嗅神経が篩板を通過し終脳の延長である嗅球に終わる。そこから一次嗅覚皮質，内嗅皮質，扁桃核に至る。

▶その他の下行性神経路としては，赤核脊髄路（体肢の屈筋群のコントロール），視蓋脊髄路（頸部の反射運動），前庭脊髄路（同側体肢の伸筋群の興奮），網様体脊髄路（運動，反射，筋緊張，血圧・呼吸の調節）などがある。

3 脊髄（図4）

▶脊髄は延髄に続く部分で，その下端は第1，2腰椎の位置で脊髄

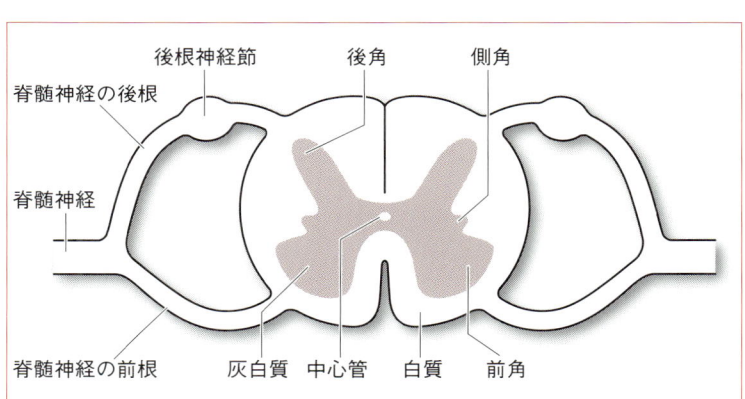

図4　脊髄の断面模式図

円錐に終わる。脊髄の中心部には神経細胞からなる灰白質があり，その周囲を各種の神経路が存在する白質が取り囲んでいる。灰白質は前角，側角，後角に分けられる。

▶脊髄レベルでの単シナプス反射には伸展反射と屈曲反射があり，深部腱反射に関与する。

4 末梢神経系

▶末梢神経系は，遠心性ニューロンと求心性ニューロン（図5）で構成される体性神経系〔12対の脳神経（表4）と31対の脊髄神経（8対の頸神経，12対の胸神経，5対の腰神経，5対の仙骨神経，1対の尾骨神経）〕と自律神経系からなる。

▶末梢神経線維は上肢と下肢の基部において腕神経叢と腰仙骨神経叢を形成し，ここで神経線維が再配分されて名称のついた末梢神経になる。腕神経叢（図6）からは上肢へ分布する橈骨神経，正中神経，尺骨神経などが形成される。腰仙骨神経叢（図7）からは下肢へ分布する坐骨神経，総腓骨神経，脛骨神経などを形成する。末梢神経の末端は骨格筋（随意筋）と皮膚に分布する（図8, 9-a, b）。

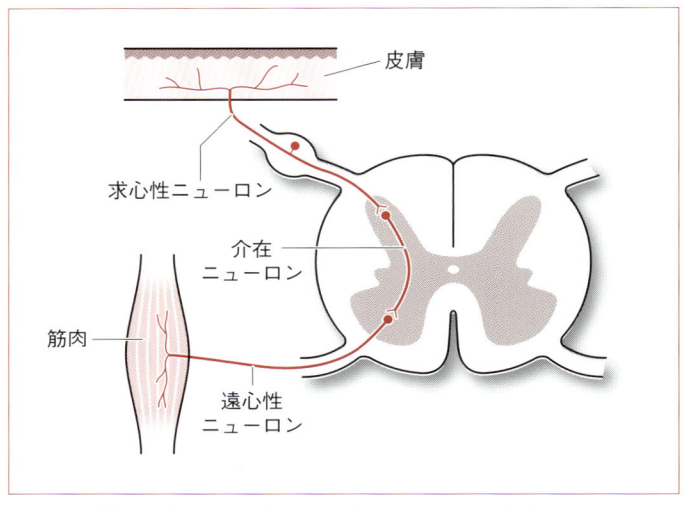

図5　末梢神経系の求心性・遠心性ニューロンと介在ニューロンの関係

表4 脳神経の機能

脳神経	遠心性の機能	求心性の機能	副交感神経系
嗅神経（Ⅰ）		嗅覚	
視神経（Ⅱ）		視覚	
動眼神経（Ⅲ）	眼球内・上・下転（上・内・下直筋，下斜筋）眼瞼挙上（上眼瞼挙筋）		縮瞳
滑車神経（Ⅳ）	内転眼の下転（上斜筋）		
三叉神経（Ⅴ）	咀嚼運動（咀嚼筋）	顔面・歯・口腔の感覚，舌前2/3の感覚	
外転神経（Ⅵ）	眼球外転（外直筋）		
顔面神経（Ⅶ）	顔面の表情（眼輪筋，顔面筋），鼓膜の緊張（アブミ骨筋）	味覚（舌前2/3）	唾液腺（顎下腺，舌下腺）・涙腺の分泌
聴神経［内耳神経］（Ⅷ）		蝸牛神経：聴覚 前庭神経：平衡感覚	
舌咽神経（Ⅸ）	咽頭の運動（嚥下運動）	味覚（舌後1/3）	唾液腺（耳下腺）の分泌
迷走神経（Ⅹ）	咽頭・喉頭の運動（発声，呼吸）	咽頭・喉頭の感覚，食道などの感覚	腹部・胸部臓器の運動と腺分泌
副神経（Ⅺ）	肩の挙上（僧帽筋），頭部の回転（胸鎖乳突筋）		
舌下神経（Ⅻ）	舌の運動（舌筋）		

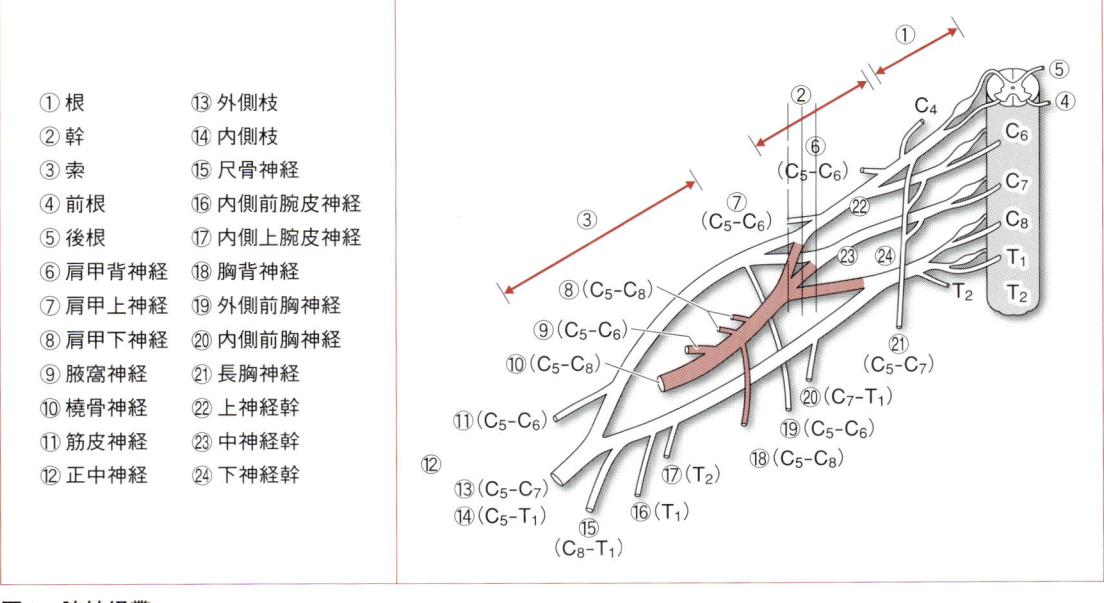

① 根　⑬ 外側枝
② 幹　⑭ 内側枝
③ 索　⑮ 尺骨神経
④ 前根　⑯ 内側前腕皮神経
⑤ 後根　⑰ 内側上腕皮神経
⑥ 肩甲背神経　⑱ 胸背神経
⑦ 肩甲上神経　⑲ 外側前胸神経
⑧ 肩甲下神経　⑳ 内側前胸神経
⑨ 腋窩神経　㉑ 長胸神経
⑩ 橈骨神経　㉒ 上神経幹
⑪ 筋皮神経　㉓ 中神経幹
⑫ 正中神経　㉔ 下神経幹

図6　腕神経叢

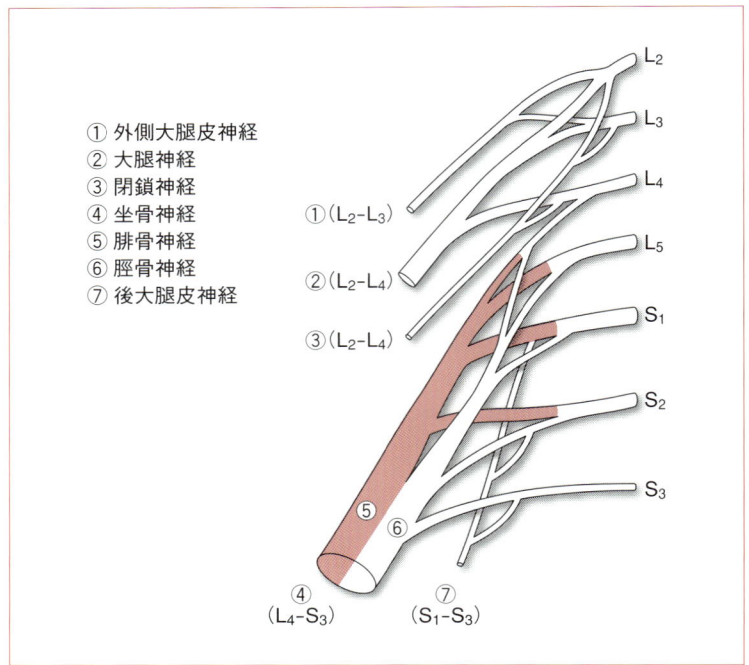

図7　腰仙骨神経叢

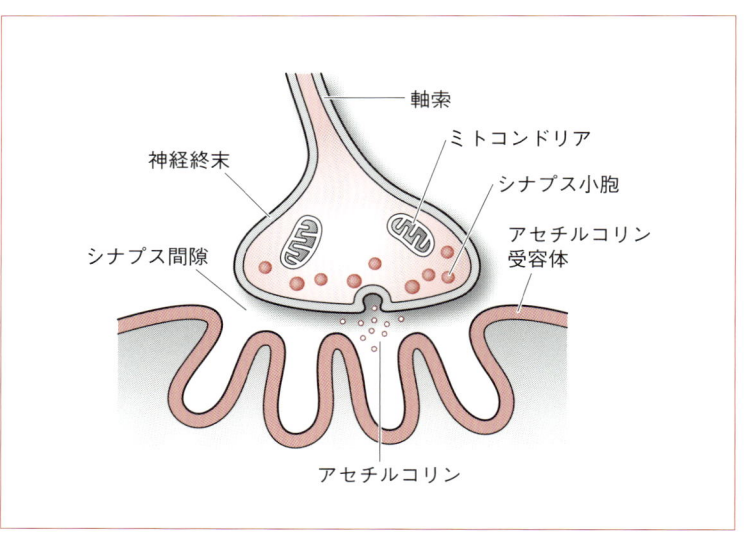

図8　神経筋接合部

5 自律神経系

▶脳神経と脊髄神経には自律神経系（交感神経と副交感神経）が含まれる。自律神経系は，内臓，平滑筋，分泌線を制御する。呼吸・循環・消化・分泌・体温などを調節し，身体の内部環境を一定に維持している。交感神経系は，脊柱に沿って存在する交感神経節がつながり交感神経幹を形成する。脊髄から交感神経節までの節前ニューロンは短く，節後ニューロン（アドレナリン作動性）は長い。副交感神経系は，副交感神経節が標的器官の近くに分布するので，節前ニューロンが長く，節後ニューロン（コリン作動性）は短い。

▶自律神経が失調をきたすと，心拍数，血圧のコントロールができなくなるため体位性失神を起こしたり，膀胱・腸管の機能不全のため失禁や勃起不全を起こしたりする（原発性自律神経機能不全）。

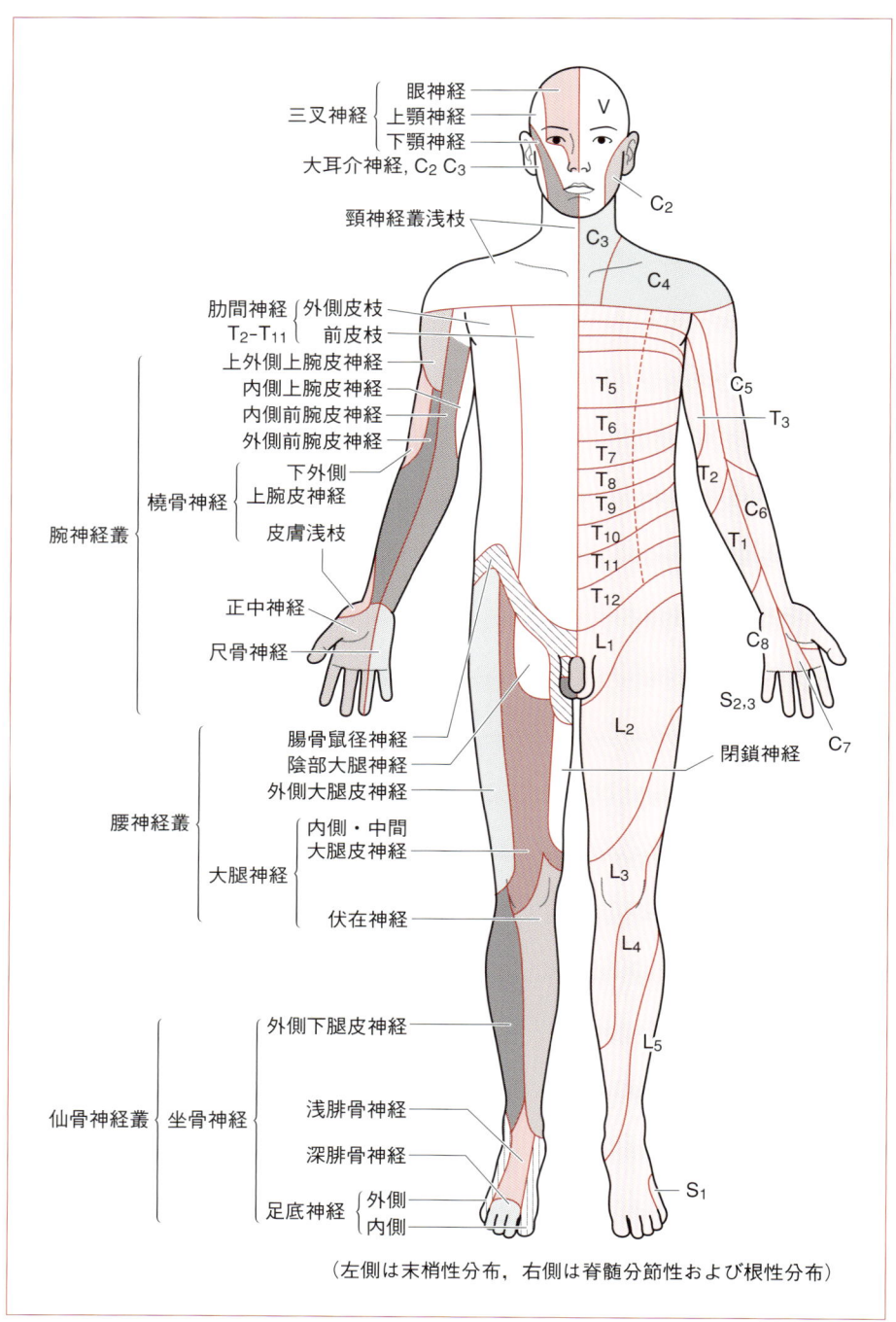

図9-a 皮膚への末梢神経分布（前面）

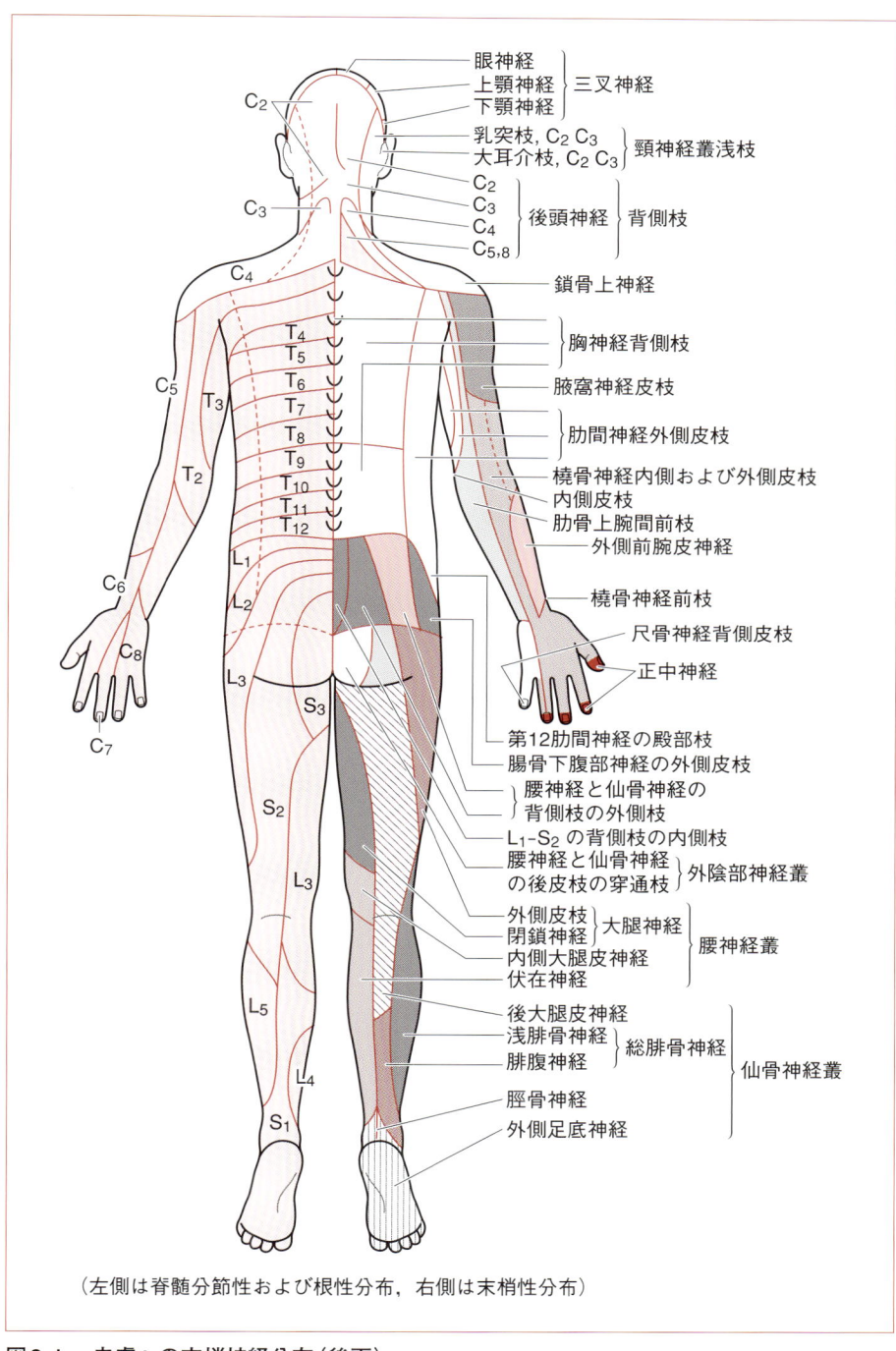

（左側は脊髄分節性および根性分布，右側は末梢性分布）

図9-b 皮膚への末梢神経分布（後面）

2. 中枢神経の被覆構造物

脳・脊髄は髄膜（硬膜，くも膜，軟膜の3層）でおおわれている。

▶ 冠状縫合，矢状縫合，ラムダ縫合により前頭骨，頭頂骨，後頭骨が結合し頭蓋（骨）を形成している。

▶ 脳は頭蓋の中に，脊髄は脊柱管内に収まっており，それぞれ外から順に硬膜，くも膜，軟膜の3層の膜（髄膜）でおおわれている。

▶ 前頭蓋窩には前頭葉が，中頭蓋窩には側頭葉と頭頂葉が，後頭蓋窩には脳幹と小脳が存在する。頭蓋底には脳神経や血管の出入りする多くの孔がある。

▶ 脊柱は椎体，椎間腔，横突起，椎弓根，椎弓，棘突起からなる。

3. 脳血管

脳動脈系は，テント上へ行く内頸動脈とテント下へ行く椎骨―脳底動脈からなる。

a. 脳の動脈

▶脳へ血液を送るのは左右の内頸動脈と左右の椎骨動脈である。内頸動脈は頭蓋内で前大脳動脈と中大脳動脈に分かれるまでに，眼動脈，後交通動脈，前脈絡叢動脈を分枝する。左右の椎骨動脈は橋の下部で合わさって1本の脳底動脈となり，頭蓋内で左右2本の後大脳動脈に分かれるまでに，左右2本の後下小脳動脈，前下小脳動脈，上小脳動脈を分枝する。

▶おおざっぱに言って，内頸動脈はテント（後頭葉の下面と小脳上面との間に入りこんだ硬膜のひだ）上腔の脳，すなわち大脳の大部分へ血液を送り，椎骨動脈はテント下腔（後頭蓋窩）の脳，すなわち脳幹（中脳，橋，延髄）と小脳へ血液を送っている。

▶脳の底面で，左右の内頸動脈とその分枝である前大脳動脈，左右の前大脳動脈を交通する前交通動脈，脳底動脈から分かれた左右の後大脳動脈，内頸動脈と後大脳動脈を交通する後交通動脈が輪を形づくっている（**図10**）。これはウィリス（Willis）動脈輪とよばれ，この部分には脳動脈瘤がよく発生することが知られている。

▶ウィリス動脈輪はその形ゆえ，一側の内頸動脈の血液が前交通動脈を通って反対の大脳へ送られたり，後交通動脈を通って内頸動脈と後大脳動脈の間を血液が行き来したりすることもある。

▶ウィリス動脈輪を形成する血管からは，大脳基底核や視床など大脳深部へ細い穿通枝が分岐している。これらの穿通枝が閉塞すると大脳基底核部のラクナ梗塞を起こす。また，穿通枝が破綻すると被殻出血や視床出血を起こす。

▶前大脳動脈は内頸動脈から分かれてから，内側へ方向を変えて大

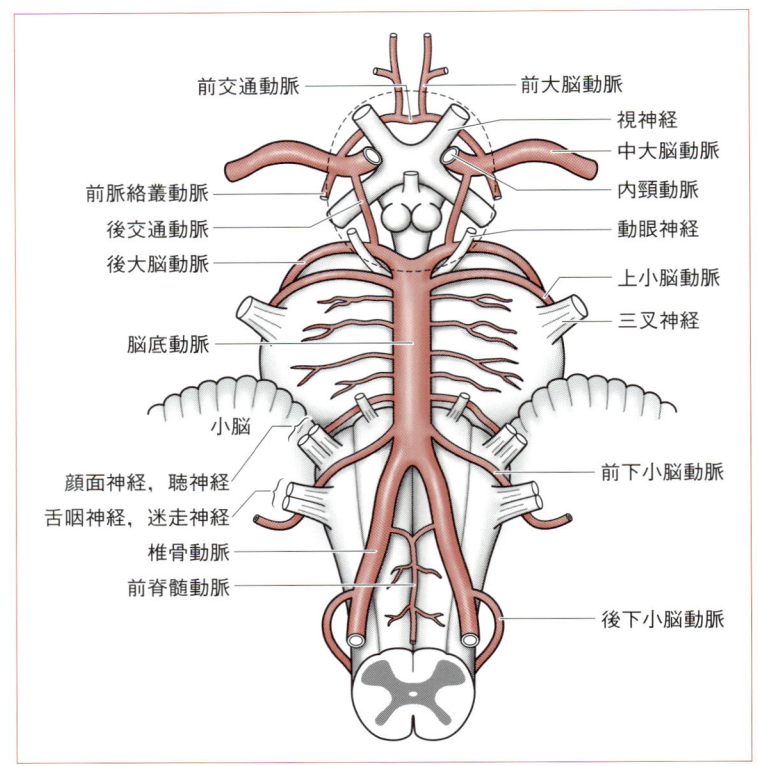

図10　脳底部の動脈とウィリス動脈輪（点線）

脳半球間裂に入り，脳梁の上を走って，主として前頭葉，頭頂葉の内側面に血液を送っている。

▶中大脳動脈は，内頸動脈から分かれてからシルビウス裂に入り，主として前頭葉，頭頂葉，側頭葉の外側面に血液を送っている。中大脳動脈が内頸動脈から分かれてすぐの部分から出る穿通枝のレンズ核線条体動脈は，内包とその近くの脳に血液を供給している。

▶椎骨動脈の分枝である後下小脳動脈，脳底動脈の分枝である前下小脳動脈，上小脳動脈は，脳幹および小脳に血液を送っている。

▶後大脳動脈は，脳底動脈から分かれて中脳を取り囲んで後方へ走り，側頭葉の内面，下面と後頭葉へ血液を送っている。後大脳動脈の分枝は，後頭葉にある視覚中枢の部分へ血液を供給してい

る。また，後大脳動脈からは多くの視床穿通枝が出ていて，視床へ血液を送っている。

▶脳血管（動脈）の分布領域は上記のように定まっているので，梗塞の部位から，どの脳動脈が閉塞をきたしたかを推測することが可能である。

b. 脳の静脈

▶脳へ送られた血液（動脈血）は毛細血管を通り静脈血となり，内頸静脈を通って心臓に戻ってくる。テント上の静脈は，大脳の深部の静脈と表面の静脈に分けられる。テント下の静脈は，上群，前群，後群の3つに分けられる。

▶脳の静脈血が内頸静脈へ入るまでに通る主な静脈としては，上矢状静脈洞，下矢状静脈洞，内大脳静脈，ガレン大静脈（大大脳静脈），錐体静脈洞，直静脈洞，横静脈洞，S字状静脈洞，海綿静脈洞などがあげられる。

4. 脳脊髄液（髄液）

髄液は脳室とくも膜下腔に存在し，1日に3回ぐらい入れ替わっている。

▶脳内には4つの脳室がある。大脳内には2つの側脳室（第1, 2脳室）があり，間脳内には第3脳室が，橋，延髄，小脳に囲まれて第4脳室が存在する。左右の側脳室と第3脳室の間にはモンロー（Monro）孔が左右1つずつあり，第3脳室と第4脳室の間には中脳水道がある。第4脳室出口として左右1つずつのルシュカ（Luschka）孔と正中部に1つのマジャンディー（Magandie）孔があり，これらの孔によりくも膜下腔と交通している。脳室には以上の狭い部分（孔）があり，腫瘍，炎症などの病変によって閉塞をきたすことがある。

▶脳室とくも膜下腔は髄液で満たされており，脳実質や血液と並んで，頭蓋内ならびに脊柱管内の主要構成成分をなしている（図11）。

▶髄液のはたらきと循環動態〔産生（分泌），循環路，吸収〕に関してはまだ不明のところもあるが，現在までに解明されたところでは，髄液は脳の保護，栄養，代謝産物の排出などに関係しているといわれている。髄液の主な産生部位は脈絡叢で，第4脳室の3つの孔よりくも膜下腔に出て，脳表を循環したのち，主として上矢状静脈洞内に吸収されることがわかっている（図12）。くも膜下腔のなかで，特に多量の髄液が存在する部分を脳槽とよぶ。

▶髄液腔（脳室とくも膜下腔）の容積は約150 mLである。1日に髄液が約500 mL産生されるので，1日3回，髄液が入れ換わることになる。髄液の循環は血液，リンパに次いで第3循環とよばれることがある。

▶脳は薬物など化学的環境に対して非常に敏感である。血液脳関門と脈絡叢は，細胞外液，髄液中の電解質を調整し，さまざまな薬

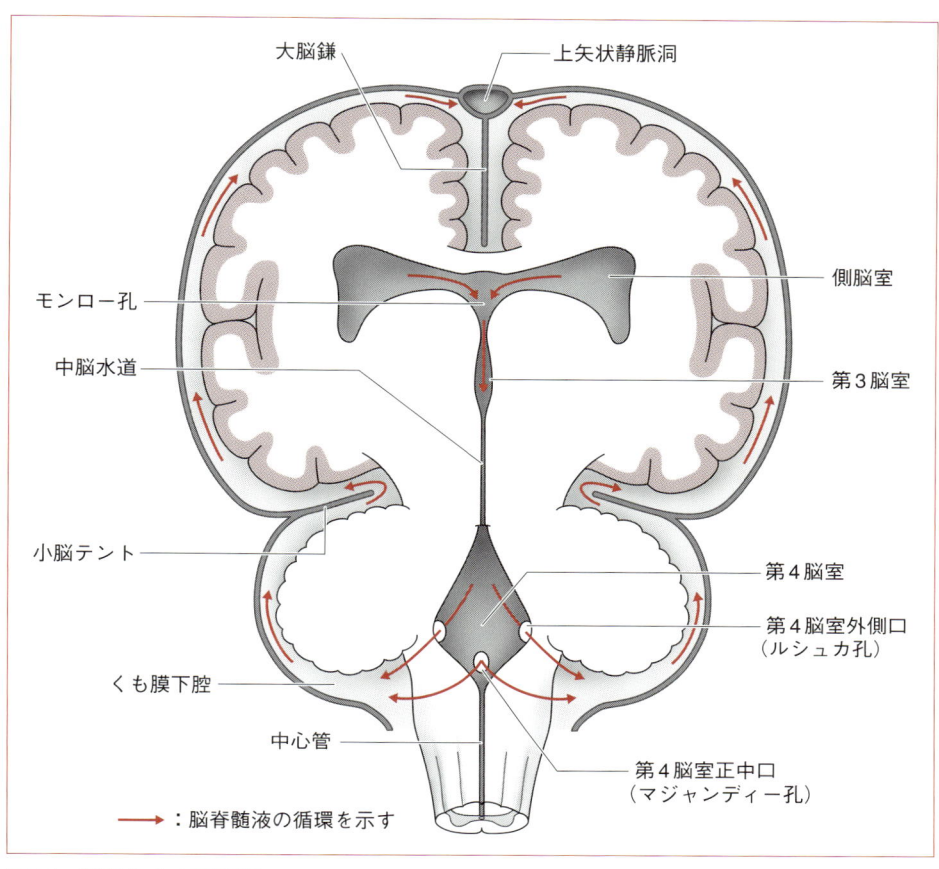

図11　脳室とくも膜下腔

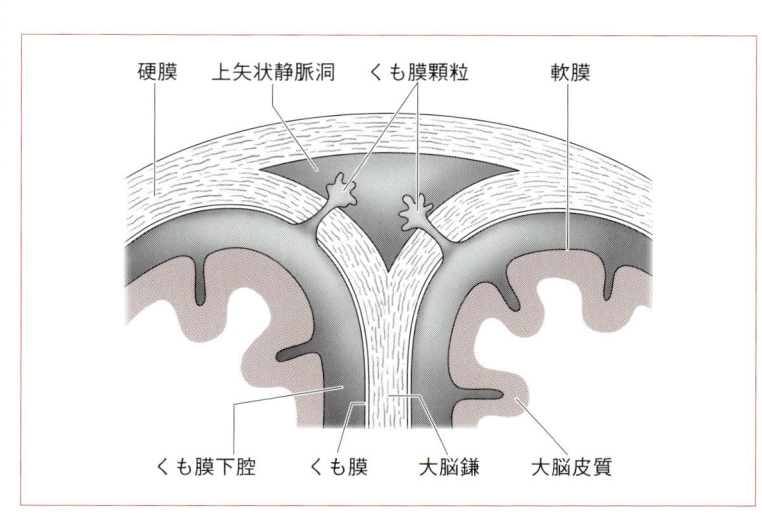

図12　上矢状静脈洞とくも膜絨毛

物や代謝産物を排出する役目を果たしているものと考えられる。血液脳関門が破綻すると脳浮腫をきたす。脈絡叢は小さな腎臓に，髄液は"神経の尿"に例えられることがある。このような調整機構が存在するために，脳は安定した環境が与えられている。

▶髄液に関係した病変には種々のものが知られており，代表的な疾患として水頭症がある。水頭症は髄液の循環動態の障害により引き起こされる。髄液の循環が障害され，脳室が拡大して頭蓋内圧が亢進する。小児に起こると頭蓋縫合が癒合していないため頭が拡大することになる。髄液の組成を調べるには，腰椎穿刺により，脳のくも膜下腔と連絡している腰椎くも膜下腔から髄液を採取する。髄液は通常無色透明であるが，くも膜下出血では髄液が赤みを帯びる。また，髄液の蛋白や糖の値の変動から髄膜炎の診断も可能である。

第3章

神経症候

1. 頭蓋内圧亢進
2. 意識障害
3. 運動麻痺
4. その他の神経症候

1. 頭蓋内圧亢進

頭蓋内腔は閉鎖腔に近いので，さまざまな原因で頭蓋内圧が亢進する。頭蓋内圧亢進は，脳神経外科における最も基本的な病態である。

- ▶ 頭蓋内の内容は，脳（ニューロン 500 mL，グリア 700〜900 mL），血液（100〜150 mL），髄液（100〜150 mL），細胞外液（75 mL 以下）からなる。

- ▶ 頭蓋内圧亢進は，頭蓋内占拠物，脳浮腫，水頭症，静脈灌流障害の4つのいずれか，あるいはそれらの組み合わせにより起こる。

- ▶ いったん頭蓋内圧亢進が起こると，頭蓋内圧がさらに亢進する（図13）。すなわち，頭蓋内圧亢進→脳灌流圧の減少（脳循環の自己調節機構の障害）→脳血管抵抗，脳血流の減少→脳血管床の増大→静脈血貯留→頭蓋内圧亢進という悪循環をきたす。

- ▶ 頭蓋内圧亢進に対する最後の代償機能として血圧上昇と反応性徐脈をきたす〔クッシング（Cushing）現象〕。

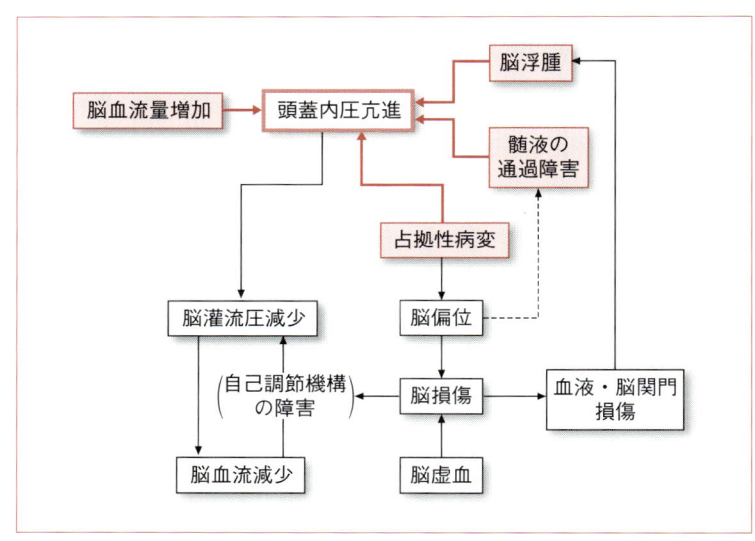

図13　頭蓋内圧亢進の悪循環

▶頭蓋内圧亢進により，急性症状としては脳ヘルニア〔テント切痕ヘルニア，小脳扁桃ヘルニア（大後頭孔ヘルニア）〕，慢性症状としては頭痛，嘔吐，うっ血乳頭，外転神経麻痺，生理的暗点の拡大，求心性視野狭窄などが起こる。小児では，頭囲拡大，落陽現象，上方注視麻痺，破壺音（はこおん）などを呈する。

▶診断には，慢性頭蓋内圧亢進では頭蓋単純撮影所見（縫合離開，指圧痕，トルコ鞍の変化など）による。また，頭蓋内圧持続測定で圧波を認める。

▶原因疾患の外科的治療が基本であるが，それができないときには，対症療法として頭部を心臓より高くし，脳圧降下薬（脱水剤：マンニトール，グリセロールなど）の投与や脳室ドレナージ，髄液シャント手術などによる髄液排除，減圧手術（脳葉切除または腫瘍摘出による内減圧と，側頭下減圧，骨弁除去などによる外減圧）などを行う。

2. 意識障害

意識障害の診療では，頭蓋内の異常によるものか，頭蓋外の異常に伴って生じたかを的確に判断することがポイントとなる。

▶ 意識障害の原因には大別して次の3つ，すなわち，腫瘍などの占拠性病変に基づくテント切痕ヘルニアによる二次的脳幹障害，脳幹網様体そのものをおかす脳幹の一次性病変，脳の病変と関係のない代謝性あるいは中毒性疾患がある（**表5**）。

▶ 重症の意識障害をきたしたときには，多くの場合，救急車で病院に搬入される。最近では，救急隊が搬送前に患者がどのような状態であるか（**表6**）を的確に病院に連絡してくれるため，受け入れる側の病院としては，どのような原因による意識障害か事前に予測できるようになり早期治療の成績が向上した。

表5　意識障害をきたす主な原因（アイウエオTIPS）

A	Alcohol（アルコール）
I	Insulin（インスリン）
U	Uremia（尿毒症）
E	Encephalopathy（脳症）
O	Opiate（麻薬）
T	Trauma（外傷）
I	Infection（感染）
P	Psychosis（精神病）
S	Syncope（失神）

表6　随伴症状からみた意識障害の原因

症状	原因疾患
髄膜刺激症状を伴う	くも膜下出血，髄膜炎
脳局所症状を伴う	脳外傷，脳出血，脳梗塞，脳腫瘍，脳膿瘍
神経学的異常を伴わない	てんかん，ショック，感染症，代謝障害，薬物中毒，高血圧性脳症

表7 既往症などと意識障害の関連

症状，所見（既往症）	意識障害の原因疾患
高血圧	脳内出血，脳梗塞，くも膜下出血，解離性動脈瘤破裂
糖尿病	低血糖，糖尿病性ケトアシドーシス，非ケトン性高浸透圧，ソフトドリンクケトーシス
感染	脳炎，髄膜炎，脳膿瘍，硬膜下膿瘍，真菌性動脈瘤破裂
ワクチン接種	急性散在性脳脊髄炎
代謝異常	電解質異常
外傷	急性硬膜下血腫，急性硬膜外血腫，脳挫傷，脳震盪，出血性ショック
内服薬	薬物中毒，低血糖，低血圧，転換性障害
心疾患	アダムス・ストークス（Adams-Stokes）発作，脳塞栓
全身性痙攣	てんかん
呼吸器疾患	低酸素，二酸化炭素ナルコーシス
精神疾患	薬物中毒，転換性障害，過換気症候群
低栄養	ビタミンB_1・B_{12}欠乏，ペラグラ，低血糖
嘔吐	頭蓋内圧亢進（くも膜下出血や脳内出血などによる），感染，中毒など

▶ **表7**に挙げたような既往疾患や発症状況は，原因疾患を疑う重要な手がかりとなる。

▶ 搬送後には，神経徴候以外に，臭気や呼吸状態（**表8**），対光反射や瞳孔の異常，麻痺などの症状が頭蓋内異常の有無を診断するうえで重要な手がかりとなる。

▶ 意識障害の診断ならびに治療では，まずABC（airway気道，breathing呼吸，circulation循環）の状態およびバイタルサインのチェックを行う。呼吸状態に応じて気管内挿管を行い，採血したうえで，生理食塩水などの点滴で血管確保を行う。

▶ 頭蓋内に異常を認めた場合には，今後の症状の増悪が予想されるため，脳神経外科のある病院へ紹介する。痙攣がある場合，脳腫

表8　頭蓋内の病変でみられる異常呼吸

異常呼吸	呼吸様式	原因となる障害
クスマウル大呼吸	ゆっくりとした, 深く大きい比較的規則的な呼吸	糖尿病性昏睡など
中枢性過呼吸	規則的な速い過呼吸	脳幹被蓋の機能障害
ためいき呼吸	ためいきのような呼吸	脳ヘルニアによる脳幹圧迫
チェーン・ストークス呼吸	過呼吸と無呼吸が交互に間欠的に出現	脳幹圧迫の進行, 大脳基底核・大脳半球の障害
失調性呼吸	不規則な呼吸	呼吸中枢（延髄）の障害

瘍による可能性と発作時の外傷の合併が多いことを念頭にCTを撮る必要がある。一酸化炭素中毒では，速やかに高圧酸素療法を行うべきであり，救急隊と相談のうえ，早急に治療できる施設へ搬送する。

▶意識障害の診断にあたって一番重要なことは，緊急性のあるものかどうかを判断することである。CTで頭蓋内病変が認められたり，瞳孔の異常や対光反射の異常，麻痺などが認められたりする場合には，脳神経外科のある施設へ早急に紹介するべきである。動悸，胸痛，呼吸困難などの症状の後に出現した場合には，心臓や血管の疾患による可能性が高いため，ただちに循環器内科もしくは心臓血管外科へ紹介するべきである。貧血があり，腹部膨満，便の異常がみられれば胸腹部の外傷を疑い，消化器外科もしくは心臓血管外科へ紹介すべきである。

▶意識障害の分類は**表9, 10**に示すように，障害の程度を量的に表現できるJCS（Japan Coma Scale）とGCS（Glasgow Coma Scale）がよく用いられる。

▶人工呼吸器の導入により脳死という新しい概念が出てきた。特に臓器移植との関連で，その判定基準が問題となる。わが国においては"全脳死"をもって脳死とする立場から判定基準が作成されている。

表9　急性期意識障害の分類[JCS(Japan Coma Scale)：3-3-9度方式]

Ⅲ．刺激しても覚醒しない	300．	痛み刺激にまったく反応しない
	200．	手足を少し動かしたり顔をしかめたりする(除脳硬直を含む)
	100．	払いのける動作をする
Ⅱ．刺激すると覚醒する	30．	痛み刺激を加えつつ呼びかけを繰り返すとかろうじて開眼する
	20．	大きな声または体を揺さぶることにより開眼する
	10．	普通の呼びかけで容易に開眼する
Ⅰ．覚醒している	3．	名前，生年月日が言えない
	2．	見当識障害あり
	1．	だいたい意識清明だがいまひとつはっきりしない

"R"：不穏あり　例) 30-Rのように表す．
"I"：屎尿失禁あり　例) 3-Iのように表す．

表10　意識障害の評価法[GCS(Glasgow Coma Scale)]

観察項目	点数・反応
開眼	4・自発的に開眼する
	3・呼びかけにより開眼する
	2・痛み刺激により開眼する
	1・開眼しない
最良言語反応	5・見当識がある
	4・混乱した会話
	3・混乱した言葉
	2・理解不能の発語
	1・発語しない
最良運動反応	6・指示に従い四肢を動かす
	5・疼痛部へ手をやる
	4・痛み刺激を避けようとする
	3・痛み刺激に対し四肢を異常屈曲する
	2・痛み刺激に対し四肢を伸展する
	1・まったく動かない

それぞれの点数の合計により判断する．
13〜15点：軽度，9〜12点：中等度，3〜8点：重度

3. 運動麻痺

運動麻痺は障害部位により麻痺の型が異なる。したがって麻痺の型から、その障害部位を推測できることが多い。

▶ 運動麻痺には、上位運動ニューロン障害による痙性麻痺と、下位運動ニューロン障害による弛緩性麻痺がある（**図14**，**表11**）。

▶ 痙性麻痺と弛緩性麻痺の鑑別は、障害部位、筋トーヌス、深部腱反射、病的反射の有無、筋萎縮の有無などを調べることにより可

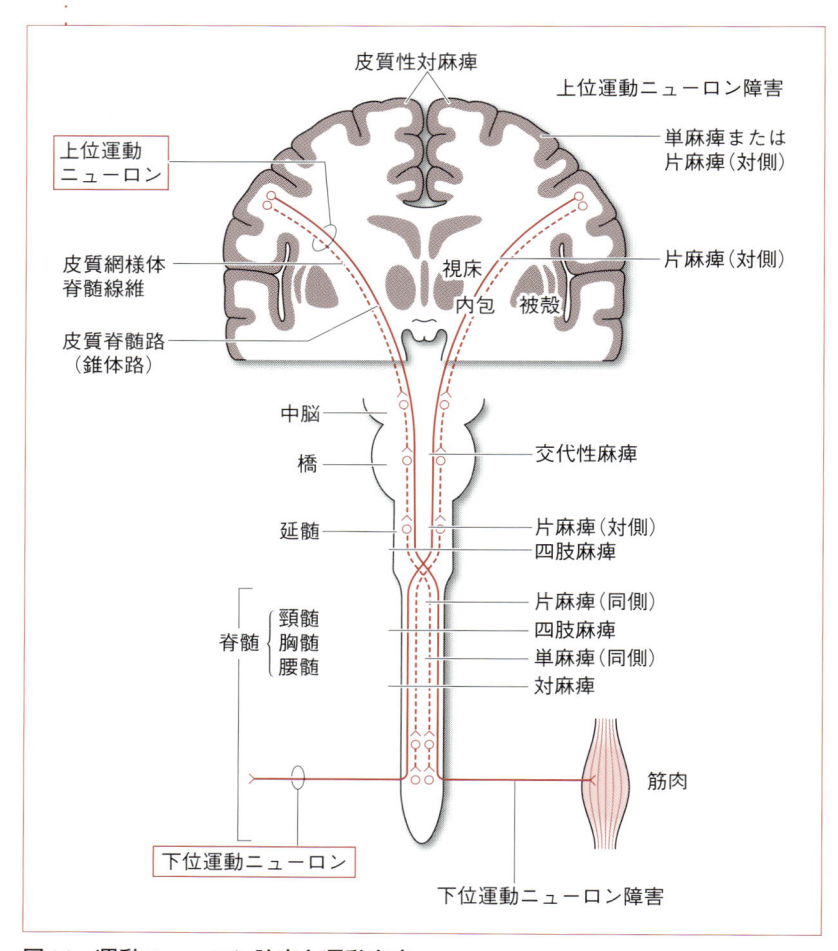

図14 運動ニューロン障害と運動麻痺

表11 運動麻痺の鑑別

	痙性麻痺	弛緩性麻痺	筋原性麻痺
障害レベル	上位運動ニューロン（中枢性）	下位運動ニューロン（前角〜末梢神経）	筋肉
筋緊張	亢進	低下	正常〜低下
筋萎縮	なし	あり	あり
線維束攣縮	なし	あり	なし
深部腱反射	亢進	減弱〜消失	低下
バビンスキー徴候	あり	なし	なし

能である。

▶麻痺の程度により不全麻痺〜完全麻痺に分類される．また，麻痺の型からは片麻痺，四肢麻痺，対麻痺，単麻痺，交代性麻痺に分類される．

▶痙性麻痺をきたす代表的な障害部位として，大脳中心前回皮質，半卵円中心-内包-大脳脚，橋底部，延髄錐体，脊髄側索・前索があげられる．

▶筋萎縮をきたす弛緩性麻痺の代表的な障害部位としては，末梢神経，神経筋接合部，筋肉などがあげられる（表12）．

▶第7脳神経障害による末梢性顔面神経麻痺〔ベル（Bell）麻痺〕では額には皺がよせられず，中枢性顔面神経麻痺との鑑別点となる．

▶脳幹部障害では，病巣と同側の脳神経麻痺と対側の片麻痺（交代性片麻痺）や感覚障害がみられる（上交叉性症候群）．代表的なものとして，ウェーバー（Weber）症候群，ベネディクト（Benedikt）症候群，ミヤール・ギュブレ（Millard-Gubler）症候群，ワレンベルグ（Wallenberg）症候群（⇒延髄外側症候群）などが知られている．しかし，脳幹部障害は必ずしも交代性片麻痺をきたすとは限らない．その代表的なものとして，MLF症候群，閉じこめ症候群，one-and-a-half症候群などが知られている（表13）．

表12　筋萎縮の鑑別

臨床症状	障害部位		
	末梢神経（神経原性）	神経筋接合部	筋肉（筋原性）
筋萎縮の分布	遠位筋	筋萎縮型で認めることあり	近位筋
線維束攣縮	あり	なし	なし
感覚障害	あり	なし	なし
深部腱反射	減弱，消失	減弱，消失	減弱，消失
筋電図	高振幅，長時間持続，活動電位減少	連続誘発筋電図で漸減（waning）現象	低振幅，短時間持続，干渉波
CK（クレアチンキナーゼ）	正常	正常のことが多い	上昇

表13　脳幹部障害

障害部位	症候群	症状	
		同側	片側
中脳	ウェーバー症候群		片麻痺
	ベネディクト症候群	動眼神経麻痺	片麻痺，振戦
	クロード症候群		小脳失調
	MLF（内側縦束）症候群	側方視で内転眼の内転制限と外転眼の単眼性眼振	
橋	ミヤール・ギュブレ症候群	顔面神経麻痺	片麻痺
	フォヴィル症候群	顔面神経麻痺 側方凝視麻痺	
	locked-in（閉じ込め）症候群	四肢麻痺，意識は清明，眼球運動は垂直方向のみ可	
	one-and-a-half症候群	MLF症候群＋側方凝視麻痺	
延髄	ワレンベルグ症候群 延髄外側症候群	顔面の温痛覚障害，ホルネル症候群，小脳失調，眼振，舌咽・迷走神経麻痺	半身の温痛覚障害
	one-and-a-half症候群	MLF症候群＋側方凝視麻痺	

4. その他の神経症候

頭蓋内圧亢進，意識障害，運動麻痺を主要神経症候としたが，そのほかにも種々の症候を呈するので，それらをここに一括して示す。

1 頭痛

頭痛は"一次性頭痛"（生命に危険のない頭痛）と基礎疾患のある"二次性頭痛"（危険な頭痛）の2つに大別することができる。一次性頭痛のなかでも緊張型頭痛と片頭痛の頻度が高く，なかでも片頭痛の診断と治療が問題となる。

▶臨床上，頭痛は基礎疾患の有無により"一次性頭痛（片頭痛，緊張型頭痛，群発頭痛など）"と"二次性頭痛"に分類される。二次性頭痛には生命に危険の及ぶ頭痛と心配ない頭痛（かぜ症候群，頸椎症による頸性頭痛，多発性脳梗塞による慢性脳循環不全など）がある。危険な頭痛には外科的処置が必要なもの（くも膜下出血，脳出血など）と内科的処置が必要なもの（髄膜炎など）がある。高齢者の頭痛では，側頭動脈炎を念頭に置くべきである。

▶頭痛のなかで最も注意を要するのはくも膜下出血による頭痛である。突然発症する激しい頭痛（雷鳴頭痛）が特徴だが，頭痛が軽微なケースもある。この頭痛を見逃すと悲劇的結末を迎えかねないため，特に注意を払わなくてはならない。

▶多くの頭痛は，問診によって診断できる（図15，表14）。特に一次性頭痛は問診ですべて診断ができる。危険な頭痛は，神経症状を伴う激しい頭痛，亜急性の進行性頭痛，突発性の頭痛のいずれかの場合に疑われ，脳画像検査を行う必要がある。二次性頭痛の治療にあたっては，原因疾患の治療を最優先にしなければならない。

▶慢性の反復性頭痛のなかで，緊張型頭痛（22%）に次いで片頭痛の有病率は成人の約8%と頻度の高い頭痛である。前兆のない場合でも，頭痛の持続時間が4〜72時間，次の4項目のうち少なく

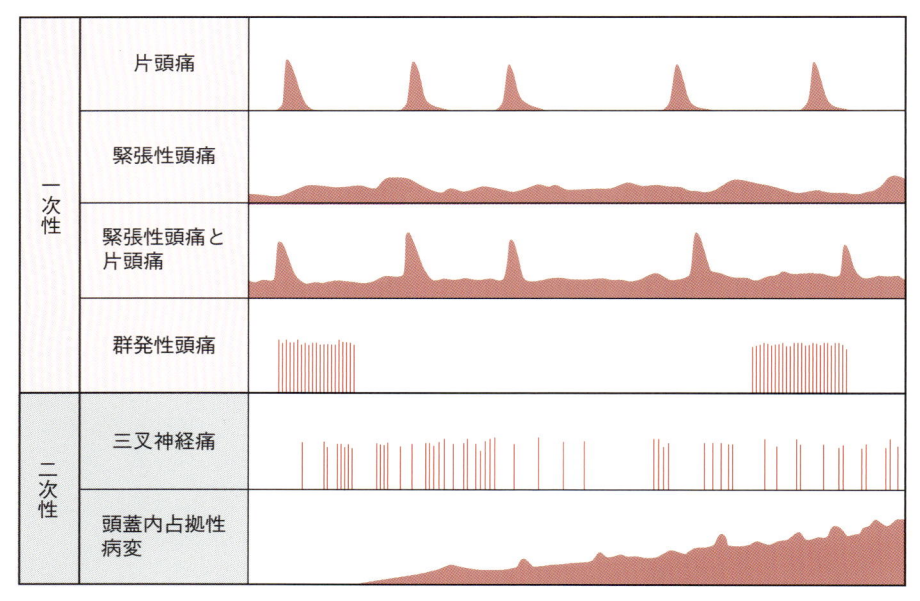

図15 頭痛の時間的パターン

とも2項目を満たす頭痛（1. 片側性／2. 拍動性／3. 中等度～重度の頭痛／4. 日常的な動作により頭痛が増悪する，あるいは頭痛のために日常的な動作を避ける），頭痛発作中に次の2項目のうち少なくとも1項目を満たす（1. 悪心または嘔吐，あるいはその両方／2. 光過敏および音過敏）頭痛で，その他の疾患によらない場合には片頭痛の可能性がある。

▶片頭痛患者の2割ほどは，前兆としてギザギザした閃光と暗点（閃輝暗点）が20～30分現れてから頭痛が始まる。片側性や拍動性は片頭痛に特徴的なものではない。反復性のつらい頭痛，日常動作でひどくなる頭痛が診断上決め手となる。また，肩こりは片頭痛に伴うことも多いので，緊張型頭痛との鑑別の決め手にはならない。

▶緊張型頭痛は，片頭痛の特徴のない慢性の持続性頭痛である。両側性の圧迫感または締め付け感のする頭痛で，強さは軽度～中等度であり，日常的な動作により増悪することはない。悪心・嘔吐も伴わない。緊張型頭痛は片頭痛と合併することがあるが，このような場合には混合型頭痛とはいわず，2つの頭痛と診断される。

表14　片頭痛と緊張型頭痛の特徴

	片頭痛	緊張型頭痛
割合	成人の1割弱（約8％）	成人の2割強（約22％）
好発年齢	思春期から多くなり60歳頃には激減，30歳頃が最も多い	中高年に多い
性差	女性が男性の約4倍。生理周期と関連あり	なし
頻度	月1～2回が主。繰り返し起こる	さまざま
起こり方と持続時間	発作的，4～72時間続く	いつとはなく起こり，数十分～数日と人によりさまざまだが，だらだらと続く
部位	片側のこめかみ～眼，ひどくなると頭全体が痛む。両側性の人も多く，後頭部が痛むこともある	後頭部～首筋が主に痛む。頭全体やはちまき状に痛むこともある
痛み方	拍動感のある痛みを感じる人が多い。ひどくなると持続的な痛みとなる	両側性の圧迫感，緊迫感，頭重感。ズキズキとする感じのこともある
程度	日常生活に影響したり，寝込むこともある	軽度～中等度で日常生活への影響は少ない
マッサージや入浴などによる症状の変化	増悪する	軽快する
頭痛に伴う症状	吐気，嘔吐，音・光・においなどに過敏になる	眼の疲れ，めまい，全身のだるさ
痛みの前触れ	あり（閃輝暗点）ただし，全員ではない	なし
体質の遺伝	する（母親の体質が影響しやすい）	しない
区分	なし	あり（反復性/慢性）
治療	トリプタンが効果的	姿勢の改善，休息，運動などが効果的
肩・くびのこり	あり	あり
原因	さまざま	主にストレス

▶群発頭痛は短期持続性（15分～3時間），一側眼窩部周辺の激しい頭痛と，流涙・鼻漏などの自律神経症状を伴うのが特徴である。群発頭痛に対して三叉神経・自律神経性頭痛とよばれることもある。好発年齢は20～40歳で，男性に多い（女性の5倍）。群発的（毎年，数か月間）に発症するので群発頭痛といわれる。

▶片頭痛の急性期治療では，主としてセロトニン受容体作動薬であるトリプタンが用いられる。片頭痛の軽症例には，消炎鎮痛薬が

処方される。メトクロプラミド（プリンペラン®）やドンペリドン（ナウゼリン®）などの制吐薬も併用される。片頭痛の予防には，塩酸ロメリジン（ミグシス®，テラナス®）などが用いられることがある。緊張型頭痛を合併した片頭痛にはβアミトリプチリン（抗うつ薬）が用いられる。

▶緊張型頭痛の治療には消炎鎮痛薬，筋弛緩薬，抗不安薬，抗うつ薬が用いられるが，悪い姿勢の改善やストレスマネージメントなどの生活指導，あるいは頭痛体操の指導が薬物治療にもまして大切である。片頭痛が混在しているとトリプタン服用のタイミングが難しくなる。そのような場合には，頭痛日記をつけると頭痛の種類が把握しやすくなる。

▶群発頭痛発作時の治療には，スマトリプタン皮下注が有効である。酸素吸入も有効性が高いといわれる。予防にはカルシウム拮抗薬のベラパミル（ワソラン®），副腎皮質ステロイド，エルゴタミン，炭酸リチウムなどが使用される。

2 疼痛

> 疼痛は，組織損傷に対する自覚的な複合感覚，および，それに対する情緒的反応で，人間にとって深刻な問題である。しかし，その感じ方は主観的な感覚であるため，的確に理解することは難しい。その結果，患者のQOLを低下させ，社会生活を困難にすることもある。特に，慢性難治性疼痛では，治療に難渋する場合も少なくない。

▶生体の感覚には，冷覚，温覚，触覚，圧覚の4つがあり，皮膚や粘膜にはそれぞれに対応する受容器が分布している。痛み刺激の受容器は侵害受容器とよばれ，自由神経終末である。機械的刺激，温度刺激，化学的刺激，機械的刺激などさまざまな刺激に反応する受容器がある（**表15**）。

▶疼痛インパルス（痛み刺激）を上位中枢に伝導する脊髄神経には，有髄のAδ線維と無髄のC線維がある（**表16**）。痛みには，Aδ線維により伝達される瞬間的な速く鋭い痛み（quick pain；一次痛）と，C線維によって伝えられる少し遅れて生じる鈍い痛み

表15 感覚神経の数字分類

種類	役割	関係する反射	直径(μm)	伝導速度(m/sec)
Ⅰa群線維	筋紡錘（筋の長さを検知）とともに筋肉長を一定に保つ	伸長反射	13	75
Ⅰb群線維	腱器官に作用し強い筋収縮による筋の障害を防ぐ	抑制作用	13	75
Ⅱ群線維	触圧覚	屈曲反射	9	55
Ⅲ群線維	痛覚，温冷覚	屈曲反射	3	11
Ⅳ群線維	痛覚	屈曲反射	1	1

表16 運動・感覚神経の文字分類

種類		役割	直径(μm)	伝導速度(m/sec)
A	α	筋紡錘の求心性，骨格筋運動	15	100
A	β	触覚，圧覚	8	50
A	γ	筋紡錘の遠心性	5	20
A	δ	痛覚，温冷覚	3	15
B		交感神経節前線維	<3	7
C		痛覚，交感神経節後線維	1	1

（slow pain；二次痛）がある。これら2つの痛みを総称して"dual pain"とよぶ。

▶侵害受容器から，末梢神経である一次感覚ニューロンを伝わり脊髄に送られたインパルスは，脊髄灰白質の二次ニューロンに中継される。二次ニューロンは2～3分節上で反対側へ交差し，脊髄前側索を上行して上位中枢に向かう。この上行路は，鈍い痛みを伝える古脊髄視床路と，鋭い痛みを伝える新脊髄視床路に分かれる。古脊髄視床路は，一部，大脳辺縁系を経由して大脳皮質に至るため，自律神経や情動による影響を受けやすい。最終的に，痛みの信号は大脳皮質へ伝達される。

▶脊髄レベルでの調節機構については，メルザック（Melzack）ら

が"関門制御説（gate control theory）"を捉唱した。これは，触覚，圧覚受容器であるAβ線維からのインパルスが入力されると抑制性介在ニューロン（SG）が興奮し，ゲートが即座に遮断され，脊髄後角のtransmission cell（T細胞）へAδ線維，およびC線維を介した痛み刺激が伝達されなくなるというものである。また，生体防御には不必要な強度の痛みを制御する機構があり，ノルアドレナリンやセロトニンといった神経伝達物質が刺激伝達を抑制する。中脳水道周囲灰白質，網様体核などから脊髄へと下行性に分布するため下行性痛覚抑制機構とよばれている。

▶外因性の痛み刺激が入力されると，脊髄反射により筋緊張が起こる。上位中枢が痛みを認知すると，副腎からアドレナリンが分泌され，交感神経節が刺激されて血管が収縮する。筋緊張と血管収縮により局所乏血が起こると組織の酸素が欠乏し，細胞が崩壊してさまざまな発痛物質が生成される。発痛物質はそれ自体が侵害刺激として感知されるため，これらが生成される限り，外部刺激がなくても痛みが起こるという悪循環に陥る。

▶痛みは，原因によって侵害受容性疼痛，神経因性疼痛（神経障害性疼痛），心因性疼痛などに分類される。これらの痛みは時間の経過とともに独立していたものが徐々に融合し，分離が困難な慢性の難治性疼痛となる。また，痛みは，急性疼痛と慢性疼痛に分類されることがある。急性疼痛は組織傷害に伴う痛みで，その持続期間は限られるが，慢性疼痛は組織傷害の治癒後にも続き，はっきりとした器質的原因のないことが多い。

▶特殊な神経痛として，視床痛，三叉神経痛，舌咽神経痛，膝状神経節神経痛，翼口蓋神経節神経痛，肋間神経痛，坐骨神経痛，ヘルペス後神経痛，カウザルギー（灼熱痛）などがある。

▶薬物治療には，非オピオイド鎮痛薬（アセトアミノフェンや非ステロイド性消炎薬など）とオピオイド麻薬性鎮痛薬が用いられる。

▶除痛手術としては，痛覚伝導路切断術（末梢神経切断術，後根切断術，脊髄前側索切断術など），定位脳手術（視床破壊術）などがある。乳癌などホルモン依存性癌による疼痛に対しては，経蝶形

骨洞下垂体切除術が，カウザルギーに対しては，胸・腰交感神経切除術などが行われることがある。

▶最近，"関門制御説"に基づき，経皮的に脊髄に埋め込んだ電極により脊髄後索を慢性的に刺激する治療法が行われるようになった（dorsal column stimulation；後索刺激術）。

▶三叉神経痛に対しては，抗痙攣薬（テグレトール®，アレビアチン®など）の投与，ブロック療法（グリセロール注入，アルコールブロックなど），微小血管減圧術，定位放射線治療（ガンマナイフ治療など）などが行われる。

3 しびれ

> "しびれ"というのは日本語特有の表現で，その内容は多岐にわたる。患者がしびれを訴える場合，大別すると感覚障害をしびれと訴える場合，運動障害を訴える場合，感覚障害と運動障害の両者が合併した症状として訴える場合の3つがある。

▶しびれの原因は，多くの場合，問診によりある程度推定することができる。持続性のものであれば，感覚神経やその神経路の病変が，間欠性・発作性に出現するものであれば，神経の機械的圧迫や虚血によるものなどが考えられる。さらに，神経学的診察により病変の部位を推定し，MRI，電気生理学的検査などの補助検査を行う。

▶感覚障害は，1. 表在感覚異常（温・痛覚，触覚の障害），2. 深部・固有感覚異常（位置覚，振動覚，圧痛覚），3. 皮質性感覚異常（立体覚，二点識別覚，図形識別覚）の3つに分けられる。1. は主に脊髄視床路，2. は脊髄後索，3. は大脳皮質の障害によるが，1., 2. の神経路は機能解剖学的に脊髄，脳幹でその経路を異にするため，それぞれの部位で特異的な解離性感覚障害を呈する。

▶一側性のしびれのうち，顔面を含めた身体の半側の障害は，橋上部より上の病変で出現する。脳卒中で片麻痺を認めず半身感覚障害のみのことがあるが，その多くはラクナなどの小梗塞により出

現する。また，一側性に口周囲と手先のみの感覚障害（手口感覚症候群）を示すことがある。この場合も，多くは視床腹外側核の小病変で出現する。一側の手先と足先のみが障害されることもある。ワレンベルグ（Wallenberg）症候群（⇒延髄外側症候群）では，病変と同側の顔面および反対側の体幹，上・下肢の温・痛覚の鈍麻が生じるが，これは動脈硬化や動脈解離による延髄外側部の小梗塞に起因する場合が多い。

▶両側性のしびれの場合，両側上肢のしびれについては脊柱管狭窄症，後縦靱帯骨化症，変形性脊椎症などの疾患で認められることが多い。自覚的異常感覚（しびれ感）が，特に朝起きたときにしばしば出現する。この異常感覚や感覚鈍麻は，前腕・手全体で認める場合，左右差の強い場合，小指側か母指側のいずれかで強い場合などいろいろある。また，両手の循環障害や自律神経障害を背景とするレイノー現象や肢端紅痛症，肢端異常感覚が出現することもある。これは中年女性に多く，両側足に訴える場合もある。しばしば治療に難渋する。頸椎X線撮影，MRI，末梢神経伝導速度，指尖脈波などの検査を行う。

▶両側下肢の自覚的異常感覚，感覚鈍麻は，各種のポリニューロパチーでみられることが多い。糖尿病，アルコール多飲，薬物〔特にイソニアジド（INH）やフェニトイン〕，胃切除後，下肢循環障害，自律神経障害に注意する。糖尿病，飲酒歴などをよく聴取し，さらにMRI，腰椎X線撮影，ビタミンB_1・B_{12}および薬物の血中濃度測定，電気生理検査を行う。

▶横断性と半側性の脊髄障害は教科書的な典型例のみでなく，実際には不全型や両者の移行型も少なくない。前脊髄動脈症候群と脊髄中心症候群の場合も同様である。脊髄空洞症は，教科書的には宙吊り型感覚解離が特徴とされているが，本症では，臨床症候と画像の解離が大きく，MRIで大きな空洞を認めるのにほとんど感覚障害を示さない場合もある。このように，神経系では時間経過が急性か緩徐進行性かによって画像所見と症候に大きな差があることに注意する必要がある。

▶上肢あるいは下肢に限局した領域の感覚障害は，頸椎骨軟骨症や

腰椎椎間板ヘルニアに伴う根・髄節障害，上肢・下肢閉塞性動脈疾患，末梢神経の絞扼性ニューロパチー（特に手根管症候群）でしばしば出現する。皮膚神経の障害では，外側大腿皮神経の障害による異常感覚性大腿神経痛の頻度が高い。

▶顔面のしびれの原因は多岐にわたるが，局所性では第1枝領域は眼科疾患，第2枝領域は鼻・副鼻腔疾患，第3枝領域は三叉神経痛と歯科・口腔外科疾患が主要疾患としてあげられる。

▶解離性感覚障害は脊髄・脳幹病変の局在診断・鑑別診断に役立つ症候で，病変部位から1. 脊髄中心部障害（両側髄節性の温・痛覚消失。触覚・深部覚は正常），2. 脊髄前部障害（障害レベル以下の温・痛覚消失と対麻痺，膀胱直腸障害。深部覚は正常），3. 脊髄半側障害（病巣側の運動障害と深部覚障害，反対側の温・痛覚消失，障害レベルでの帯状の全感覚消失），4. 脊髄後部障害（著明な深部覚障害），5. 索性脊髄障害（脊髄の後索と側索の障害），6. 延髄外側障害（病巣側顔面の温・痛覚障害と各種の延髄外側症候，反対側顔面以下の温・痛覚消失）に分けられる。解離性感覚障害でしびれを訴える疾患の鑑別診断に有用である。

▶しびれをきたす疾患には種々のものがあるので，それぞれの原因疾患に応じた治療が必要である。一般的には，しびれのある局所の安静や保温，しびれに随伴する痛み，緊張，不安，不眠などを緩和するための薬物療法を行う。末梢神経障害では，ビタミン剤の内服などを併用する。慢性的なしびれに対しては，精神面での支援が必要となる。

▶原因がつかめないしびれの場合には，神経内科の受診が望ましいと考えられる。神経内科で改めてしびれの原因となる疾患の鑑別を行い，必要に応じて脳神経外科，整形外科，耳鼻咽喉科，眼科，口腔外科，精神科，糖尿病外来などの専門科を受診するのが最善である。

4 痙攣

> 痙攣の発症年齢は診断・治療上からも非常に大切である。痙攣の原因のひとつであるてんかん（図16）のうち，特発性てんかんの大部分は思春期までに発症することを，また遅発性てんかんでは器質性病変の存在の可能性を念頭に置き検査を進めなければならない。

▶痙攣を起こす疾患は大別して，特発性てんかんと症候性てんかんがある。特発性てんかんは原因不明で全般型痙攣を呈し，遺伝の関与が強い。症候性てんかんは脳の器質性病変や全身性代謝障害により二次的に起こるものであり，脳波所見のうえで非対称性や焦点性の異常を示し，部分型痙攣を呈することが多い。

▶新生児痙攣は周産期障害によることが多く，乳幼児痙攣は代謝障害や先天異常，感染などによることが多い。

▶外傷性てんかんは，直後てんかん，早期てんかん，晩期てんかんに分けられる。広義には早期てんかんから移行するものも含めて晩期てんかんという。

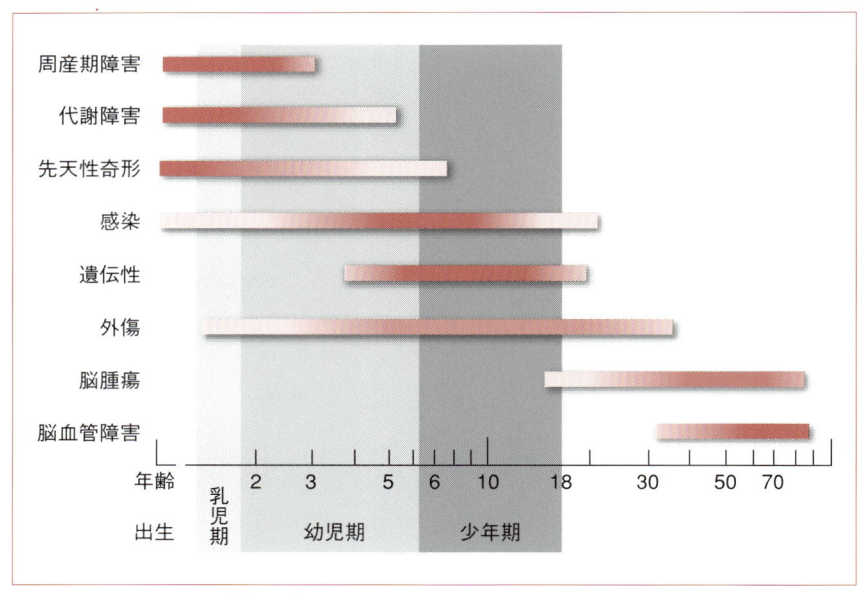

図16 てんかんの発症年齢と原因

▶症候性てんかんの原因となる代表的病変としては，脳腫瘍，脳血管障害，先天異常（奇形）などがあげられる。

▶診断ならびに予防対策には経時的に脳波検査を行う必要がある。

▶てんかんの治療の原則は薬物療法で，抗てんかん薬（アレビアチン®，デパケン®など）を投与する。適切な抗てんかん薬の投与には，発作の正確な分類を行うことが大切である。抗てんかん薬で発作がうまくコントロールされない場合には，患者がきちんと服薬していないことが多く，抗てんかん薬の血中濃度を調べなければならない。

外科的治療の対象となるのは難治性てんかんで，限局性焦点が確認されたときには焦点切除を行う。

5 高次脳機能障害

> 高次脳機能障害としては次のような障害がある。
> ●**失語（aphasia）：優位半球障害**
>   運動失語（Broca失語）：優位半球の下前頭回障害
>   感覚失語（Wernicke失語）：優位半球の上側頭回障害
> ●**失行（apraxia）：劣位半球障害**
>   構成失行（constructional apraxia）：図形の模写ができない
>   着衣失行（dressing apraxia）：服を正しく着ることができない
> ●**失認（agnosia）：劣位半球障害**
>   身体失認（asomatognosia）：左右失認，手指失認
>   病態失認（anosognosia）：麻痺の存在が認知できない
>   ゲルストマン（Gerstmann）症候群：手指失認，左右失認，失書，失計算（優位半球の角回障害）

▶病態生理：言語，認知，思考，記憶などの心理過程は，大脳皮質を中心とする脳のさまざまな領域の複雑な機能分担により成り立っている。通常，それぞれの領域に存在する機能が統合され，全体としてはたらいているが，脳が損傷されると，その部位に応じて特異な高次脳機能障害あるいは神経心理学的症候が出現する。

▶分類：主な高次の脳機能障害としては，失語，失行，失認，記憶障害，認知症などがある。

　失語（下記の「6．言語障害」も参照）とは，脳の特定部位の器質的病変により，一度獲得された言語機能の表象が障害された状態で，シルビウス裂より後方の障害による感覚性失語〔流暢失語，ウェルニッケ（Wernicke）失語〕と，シルビウス裂より前方の障害による運動性失語〔非流暢失語，ブローカ（Broca）失語〕に大別される。伝導性失語（復唱不可能）は障害がその中間に存在するときに起こる。

　失行とは，麻痺や失調など基本的運動障害や一般精神障害などを原因としないで，後天的に獲得された行為の障害をいう。脳の病巣の局在により出現する失行が異なり，肢節運動失行，観念運動失行，観念失行，構成失行，着衣失行などが知られている。

　失認とは，感覚障害，知能障害，意識障害などを原因としない対象の認知障害で，脳の特定部位の損傷で起こる高次レベルの機能障害をいい，視覚失認（半側視空間失認），身体失認〔身体部位失認，手指失認，ゲルストマン（Gerstmam）症候群〕，片側身体失認（半側視空間失認との合併もある），病態失認などが知られている。

6　言語障害

> 言語障害には，大脳の言語中枢が損傷されて聴く・話す・読む・書くといった言語能力が障害されるものと，発語器官（唇，舌など）を支配する神経が損傷されて筋肉の麻痺や協調運動障害が起こるため，呂律が回らなくなるものがある。

▶神経疾患でみられる言語障害は，話し言葉の障害（失語症と構音障害）と書き言葉の障害（失書と失読）に大別される。

▶失語［症］とは，正常な言語能力を獲得した後に大脳言語中枢の器質性病変によって言語が障害された状態である。主に成人の言語障害であるが，小児でも通常の言語発達をしている途中で脳障害を生じると，失語症になることがある。代表的な失語症には，運動性失語症（ブローカ失語）と感覚性失語症（ウェルニッケ失語）がある（**表17**）。

4 その他の神経症候

表17 失語症をきたす大脳半球障害部位と失語症の分類・特徴

病型		自発発語	復唱	言語了解	文字了解	音読	自発書字	書き取り
運動性失語（表出性失語）	皮質性運動性失語（ブローカ失語）	×	×	△	△	×	×	×
	皮質下性運動性失語（純粋運動性失語）	×	×	○	○	×	○	○
感覚性失語（受容性失語）	皮質性感覚性失語（ウェルニッケ失語）	語健忘 保続 錯語 錯文法	×	×	×	×	錯書	×
	皮質下性感覚性失語（純粋感覚性失語）	○	×	×	○	○	○	×
超皮質性失語	超皮質性運動性失語	×	○	○	○	△	△	△
	超皮質性感覚性失語	錯語	○	×	×	錯読	錯書	△
伝導性失語（中枢性失語）		錯語	×	○	○	錯読	錯書	錯書
全失語（表出-受容性失語）		×	×	×	×	×	×	×
健忘性失語		語健忘	○	○	○	○	△	△

○：正常　×：障害　△：軽度障害

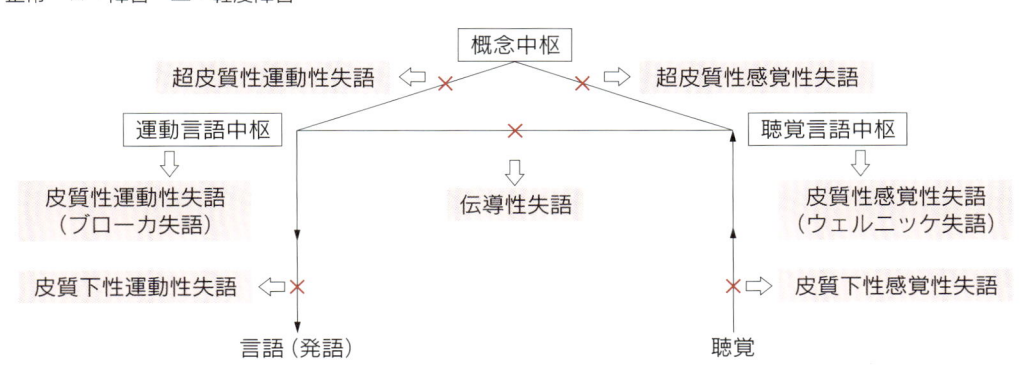

〔田崎義昭ほか：ベッドサイドの神経の診かた，第16版．p.252・254，南山堂（2004）を一部改変〕

▶運動性失語では復唱も障害されるが，超皮質性運動性失語では復唱は保たれる。皮質下性運動性失語では言葉での言語表出は障害されるが，書字での表出は可能である。

▶感覚性失語では復唱も障害されるが，超皮質性感覚性失語では復唱は保たれる。皮質下性感覚性失語では，耳で聞いた言語の理解は障害されるが，同じ内容を目で読むと理解が可能である。

▶伝導性失語は前頭葉と側頭葉の言語中枢を結ぶ線維の障害によるもので，復唱と物品の呼称ができなくなる。健忘性失語は物品の名前がすぐに思い出せなくなるもので，角回近傍の障害か，他の失語からの回復期にみられる。全失語は，運動・感覚両言語中枢が障害され，自発言語はなく，言語理解も悪く，復唱もできない。言語領域孤立性失語は，運動・感覚両言語中枢は障害されず，その周辺の皮質下線維が広範に障害されるために起こる。自発言語は少なく，言語理解もきわめて悪い。問いかけに対してオウム返しに言われたことを繰り返す（反響言語）。

▶失書は，運動麻痺や知能障害がないにもかかわらず書字ができない状態で，種々の失語に伴うものと，優位半球前頭葉障害による運動失行性失書，優位半球頭頂葉障害による失読を伴った失読失書がある。

▶失語症の検査法には多くのものがあるが，そのなかでも標準失語症検査（SLTA）が一般的に用いられている。

▶失語症の予後は，原因疾患の予後と密接に結びついている。すなわち，病巣の種類，部位，大きさ，患者の年齢，利き手などに左右される。小児では，言語機能が対側の大脳半球で代償されるときには回復が期待できる。

▶構音障害は，麻痺性構音障害，小脳性（失調性）構音障害，錐体外路性構音障害の3つに大別される。

7 嚥下障害

嚥下とは食べ物を口腔から咽頭，食道，胃へ送る運動をいうが，種々の神経疾患により障害される。嚥下障害があると水分や栄養の摂取ができなくなり，誤嚥性肺炎を起こす危険性がある。

▶嚥下運動には，三叉神経，顔面神経，迷走神経，舌下神経が関与する。

▶嚥下障害を起こす原因としては，脳幹（特に延髄，橋）の出血や

腫瘍によることが多い。

▶意識障害時には，咀嚼(そしゃく)運動ならびに嚥下反射が減弱または消失するので嚥下障害を起こしやすい。

▶嚥下障害があると言語障害，特に構音障害をきたしやすい。

▶球麻痺では固形物の飲み込みがまず困難になり，仮性球麻痺では液体の飲み込みが先に困難になる傾向がある。

8 認知症（痴呆）

> 認知症は患者自身の問題であるばかりではなく，家族や地域社会にとっても大きな問題である。わが国でも高齢者が多くなり，認知症を正しく理解することが必要になってきた。認知症の治療は困難だが，放置することなく，介護など非薬物療法を活用することが大切である。介護保険制度なども上手に利用して，患者や家族がより良い日常生活を送れるような計画を立てる必要がある。

▶平成16年12月24日，厚生労働省は"痴呆"の名称を"認知症"と改めることを決定した。加齢に伴う脳の老化現象と，病的な脳の老化は区別しなければならない（**表18**）。

▶現時点で，認知症の患者は全国で170万人いると推測されている。この数字は65歳以上の人の約8％にあたるといわれている。ある統計によると，認知症の4〜5割がアルツハイマー病，2〜3割が脳血管性の疾患であると考えられている。以前は，日本では脳血管性認知症が多いと考えられてきたが，最近ではアルツハイマー病の割合が多くなっている（**表19, 20**）。

▶認知症は疾患名ではなく症候群の名称である。認知症を起こす原因別にみると，その頻度からアルツハイマー型認知症，レビー小体型認知症，脳血管性認知症，その他の認知症に分類される。アルツハイマー型認知症は，加齢に伴う老人斑，アルツハイマー神経原線維変化が脳に現れ，神経細胞が障害されて脳萎縮を起こすことによる。レビー小体型認知症はパーキンソン病でも現れる。

表18　老年期の知能低下

	耄碌（もうろく）	認知症
老化現象	生理的な脳の老化	病的な脳の老化
進行性	軽度	著しい
主症状	記憶障害	記憶障害，精神活動障害
見当識障害	なし	あり
日常生活	支障なし	支障をきたす
行動・精神症状	なし	随伴することあり
人格崩壊	なし	きたすことあり

表19　アルツハイマー型認知症と脳血管性認知症の鑑別

	アルツハイマー型認知症	脳血管性認知症
年齢	70歳くらいからが多い	50歳くらいからが多い
性差	女性に多い	男性に多い
認知症の症状	全般的	まだら
人格	人格崩壊が著しい	保たれている
病識	早期から欠如する	末期まで保たれる
経過	常に進行性	動揺性で階段状に進行
基礎疾患	特になし	高血圧・糖尿病・心疾患
頭部CT・MRI	対称性の脳溝・脳室拡大	多発性の脳梗塞巣
自覚・精神症状	自覚症状は少なく，多幸。ときに抑うつ。独語・徘徊・多動・妄想など	めまい・頭痛・頭重感・感情失禁・せん妄など

　レビー小体が脳で広範に現れ，脳萎縮を起こすことによる。脳血管性認知症の多くは，脳梗塞により脳の神経細胞や線維が障害されて起こる。

▶その他の認知症の原因としては，甲状腺機能低下，ビタミンB群欠乏症，高カルシウム血症，神経梅毒，HIV感染症，薬物や毒物，正常圧水頭症，慢性硬膜下血腫，良性脳腫瘍，前頭側頭型認知症，進行性核上麻痺，ハンチントン（Huntington）病，クロイツフェルト・ヤコブ（Creutzfeldt-Jakob）病などがある。これらの疾患により認知症が起こる頻度は比較的少ないが，予防・治療可能な認知症が含まれているので見逃さないことが大切である。

表20 脳虚血評価〔ハチンスキー（Hachinski）らによる〕

臨床症状	スコア
急激な発症	2
段階状悪化	1
経過の動揺	2
夜間せん妄	1
人格の比較的保持	1
抑うつ状態	1
身体的愁訴	1
情動失禁	1
高血圧	1
脳卒中発作の既往	2
随伴した明らかな動脈硬化	1
局所神経症状	2
局所神経徴候	2

［スコアの評価］
合計スコアが7点以上⇒多発性脳梗塞性認知症の疑い
　　〃　　　4点以上⇒アルツハイマー病の疑い

▶認知症の原因となる疾患のなかで，外科的治療の対象となる代表的な疾患は，正常圧水頭症，慢性硬膜下血腫，脳腫瘍の3つである。

▶記憶障害は認知症の中心症状である。それに加えて言語障害（失語），認識障害（失認），動作障害（失行），見当識障害や妄想・幻覚，焦燥，不安，徘徊などの行動・心理症状が現れる。通常，記憶障害のみの場合，軽度認知機能障害として認知症とは区別するが，鑑別することは必ずしも容易ではない。また，高齢者のうつ病（うつ病性仮性認知症）では，認知症のような症状がみられることがあり，認知症と間違わないよう注意が必要である。

▶一般的には，改訂長谷川式簡易知能評価スケール（HDS-R）（**表21**）やミニ・メンタル・ステート検査（MMSE）（**表22**）などの知能検査が行われるが，どのような疾患で起こったかを区別することも重要である。アルツハイマー型認知症は2年程度かけて徐々に進行するが，脳血管性認知症は麻痺などを伴って階段状に進行

表21　改訂長谷川式簡易知能評価スケール（HDS-R）

No.	質問内容		配点
1	お歳はいくつですか？（2年までの誤差は正解）		0　1
2	今日は何年の何月何日ですか？ 何曜日ですか？ （年月日，曜日が正解でそれぞれ1点ずつ）	年 月 日 曜日	0　1 0　1 0　1 0　1
3	私たちがいまいるところはどこですか？ 自発的に出れば2点，5秒おいて，家ですか？ 病院ですか？ 施設ですか？ のなかから正しい選択をすれば1点）		0　1　2
4	これから言う3つの言葉を言ってみてください あとでまた聞きますのでよく覚えておいてください。 （以下の系列いずれか1つで，採択した系列に○印をつけておく） 1. a) 桜 b) 猫 c) 電車　　2. a) 梅 b) 犬 c) 自動車		0　1 0　1 0　1
5	100から7を順番に引いてください。（100-7は？ それからまた7を引くと？ と質問する。最初の答えが不正解の場合，打ち切る）	（93） （86）	0　1 0　1
6	私がこれから言う数字を逆から言ってください。（6-8-2，3-5-2-9を逆に言ってもらう。3桁逆唱に失敗したら打ち切る）	2-8-6 9-2-5-3	0　1 0　1
7	先ほど覚えてもらった言葉をもう一度言ってみてください。 （自発的に回答があれば2点，もし回答がない場合以下のヒントを与え正解であれば1点）　a) 植物 b) 動物 c) 乗り物		a：0　1　2 b：0　1　2 c：0　1　2
8	これから5つの品物を見せます。それを隠しますのでなにがあったか言ってください。 （時計，鍵，タバコ，ペン，硬貨など必ず相互に無関係なもの）		0　1　2 3　4　5
9	知っている野菜の名前をできるだけ多く言ってください。 （答えた野菜の名前を右欄に記入する。途中で詰まり，約10秒間待っても答えない場合はそこで打ち切る） 0～5=0点　6=1点　7=2点　8=3点 9=4点　10=5点		0　1　2 3　4　5

合計得点

カットオフポイント：20/21
最高得点：30点
20点以下を認知症，21点以上を非認知症とした場合に最も高い弁別性を示す。

することもある。認知症の原因疾患を特定するために，最もよく行われる検査は頭部の画像診断（頭部CTやMRI）である。

▶重症の場合，家族にとっては記憶障害も困るが，徘徊，夜間せん妄，妄想などの行動・心理症状が大きな負担になる。自動車の運転や財産の運用なども問題となる。家庭での介護が困難な場合に

表22 ミニ・メンタル・ステート検査(MMSE)

No.	質問内容	回答	得点
1	今年は何年ですか。	年	
	いまの季節は何ですか。		
	今日は何曜日ですか。	曜日	
	今日は何月何日ですか。	月	
	(1点×5)	日	
2	ここはなに県ですか。	県	
	ここはなに市ですか。	市	
	ここはなに病院ですか。		
	ここは何階ですか。	階	
	ここはなに地方ですか。(例:関東地方) (1点×5)		
3	物品名3個(相互に無関係) ・検者は物の名前を1秒間に1個ずつ言う。その後,被検者に繰り返させる。 ・正答1個につき1点を与える。3個すべて言うまで繰り返す(6回まで)。 ◇繰り返した回数　　　回　　　(3点)		
4	100から順に7を引いてください(5回まで)。 (あるいは)「フジノヤマ」を逆唱してください。 (5点)		
5	No.3で提示した物品名を再度復唱してください。 (3点)		
6	(時計を見せながら)これは何ですか。 (鉛筆を見せながら)これは何ですか。 (2点)		
7	(次の文章を繰り返してください) 「みんなで,力を合わせて綱を引きます」 (1点)		
8	(3段階の命令) 右手にこの紙を持ってください。 それを半分に折ってください。 机の上に置いてください。 (3点)		
9	(次の文章を読んで,その指示に従ってください) 「眼を閉じなさい」 (1点)		
10	(何か文章を書いてください) [裏面へ] (1点)		
11	(次の図形を描いてください) [裏面へ] (1点)		
		合　計	

[裏面]

10. 何か文章を書いて下さい。

_____

11. 次の図形を書いて下さい。

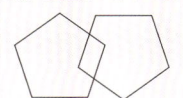

は，施設入所も考慮しなくてはならない。

▶アルツハイマー型認知症およびレビー小体型認知症の場合は，まず精神的ケアや環境の整備などの非薬物療法を行うことが大切である。精神的ケアとしては，行動介護ケア，感情・感覚介護ケア，認知介護ケア，刺激介護ケアなどがある。

▶脳血管性認知症では，危険因子があるときには危険因子を除去して，症状・障害の進行を防止する。その他の認知症では，症状・障害の原因を探して原因治療に努める。アルツハイマー型認知症やレビー小体型認知症には認知機能改善のためコリンエステラーゼ阻害薬であるドネペジル（アリセプト®）を試みると，1/3の症例に効果が認められるといわれている。

▶妄想，徘徊や暴力などの行動・心理症状がある場合には，クエチアピン（セロクエル®）などの非定型的神経遮断薬を使用することがある。抑うつ状態や不眠がみられる場合には，トラゾドン（レスリン®，デジレル®）などの選択的セロトニン再取り込み阻害薬（SSRI）が用いられる。レビー小体型認知症で固縮などのパーキンソン病様症状が認められるときには，L-ドーパ（レボドパ）などのパーキンソン病/症候群治療薬が使用される。

9 ふるえ（不随意運動）

"ふるえ"は不随意に筋肉が収縮する状態である。出現部位，律動性，振幅・周波数，姿勢による変化，精神的負荷の影響をよく観察すると同時に，どのような状態で起こるかを見極めることが重要である。

▶どのような状態で起こるかにより，ふるえ（振戦）は次の3つに大別される。

- ・静止（安静）時振戦：パーキンソン病による振戦など
- ・姿勢時振戦：本態性振戦，老人性振戦，アルコール性振戦などの薬物性振戦，甲状腺機能亢進症に伴う振戦など
- ・動作時振戦：小脳性振戦があるが，本態性振戦も姿勢時振戦と同時に動作時振戦を伴うことが一般的である。

▶ 日常よく遭遇するふるえの原因疾患につき概説する。
● **パーキンソン病**は初発症状として70〜90％に振戦をきたす。4〜5 Hzの静止時振戦で，上肢遠位側に高頻度に認められる。じっとしている手が震えているのが観察される。また，膝の上に手を置いたり体の両側にだらりと下げた状態で暗算や電話番号を逆唱すると，振戦が増強する。動作を開始すると振戦が少なくなることが特徴である。通常片側より始まり，やがて両側性となるが，左右差があり初発側が強いことが特徴である。進行すると姿勢時振戦や動作時振戦を伴うようになる。

　治療はパーキンソン病/症候群薬を用いる。現在でも，L-ドーパは重要な治療薬である。従来，抗コリン薬が振戦に有効といわれていたが，L-ドーパに比較して抗コリン薬がより有効であるという証拠はない。抗コリン薬には認知症促進の可能性が問題となっており，現在では高齢者のパーキンソン病には抗コリン薬は用いない傾向にある。本態性振戦に用いるβ遮断薬が有効な場合もある。

● **本態性振戦**は最も多い非パーキンソン性の振戦で，8〜12 Hzの比較的高い周波数が特徴である。一般には20歳前後の若年層に発症するが，高齢になってから発現するものもあり，老人性振戦とよばれる。高齢者の場合，若年者の本態性振戦に比べて周波数が低い（4 Hz程度）傾向にあり，パーキンソン病との鑑別が困難なことがある。このような場合には，パーキンソン病の特徴である筋固縮の有無が重要である。本態性振戦は主に上肢に出現し，肘関節を屈曲して胸の前で保持した姿勢をとると大きく震える。安静時には振戦が出現せず，左右差が明確でないこともパーキンソン病との鑑別上重要である。しばしば頭部の振戦を伴い，言語も振戦様に震えることがある。

　治療は薬物療法（β遮断薬）が主体となる。プリミドン，クロナゼパムなども有効だが著効することは少なく，眠気などの副作用のためにかえってADLを低下させる場合があるので注意が必要である。抗コリン薬が有効な場合もあるが，前述したように高齢者の場合には注意が必要である。

▶ 脳血管障害に伴うふるえ（振戦）は，病巣の部位によって特徴的である。血管障害に限らず脳腫瘍や外傷などによる病巣でもふるえは発現する可能性がある。病巣部位ごとに現れる主なふるえに

は以下のようなものがある。
- **小脳性振戦**は3〜4Hzの動作時振戦で，小脳失調や筋トーヌスの低下を伴う。運動時に発現し，目的物に近づくと増強するため企図振戦ともよばれる。振戦は動作の開始直後から始まり，目的物に近づくにつれて大きくなる動作時振戦の要素と，目的物に至って最高に達し，姿勢を保持し続ける限り止まらない姿勢時振戦の要素をもつ。また，身体部動作の休止・安静により消失する。振戦の発現には一定の筋トーヌスが必要であり，パーキンソン病と違って，筋トーヌスが低下しているので，動作時などの筋トーヌスを亢進させる条件下で振戦が発現する。
- **中脳振戦**は，中脳の比較的小さな脳梗塞や脳出血の数か月後に発現する。3Hz前後のゆっくりとした振戦が認められる。静止時振戦を示すが，姿勢時，動作時に増強する。一見，小脳性振戦に類似した点もあるが，安静時に出現することで区別できる。

▶甲状腺機能亢進症に伴う振戦は本態性振戦に類似するが，その振幅はより小さい傾向がある。四肢末梢に強く，両手の指を開いてまっすぐに突き出した姿勢を維持させると増強する。まれに甲状腺機能低下症で亜急性に痙攣や振戦が出現することがあり，橋本脳症とよばれる。

▶低血糖状態では，生理的振戦が増強される。こうした生理的振戦の増強とは，寒冷環境下のふるえ，発熱時のふるえなどにみられるもので，近位側筋，特に伸筋に出現しやすい特徴がある。

▶肝不全では，羽ばたき振戦とよばれる特徴的な振戦が出現する。上肢では指を大きく開いた状態で肘と手首を過伸展するようにして腕を水平に挙上させると，手首と指が急に屈曲するような振戦が発現する。これは持続的な筋収縮が突然消失して起きるもので，ネガティブ・ミオクローヌスとよばれる。

▶銅代謝異常症であるウィルソン病では肝細胞への銅の過剰蓄積をきたす。肝細胞が飽和状態となると，大脳基底核などの中枢神経系に蓄積する。ウィルソン病の振戦は静止時振戦様だが随意運動によって増強し，姿勢時振戦，動作時振戦を呈する。両上肢を水平に挙上すると特徴的な羽ばたき振戦が出現する。

▶頸部ジストニー(攣縮性斜頸)は，局在性斜頸のなかで最も多いタイプである。治療にはボツリヌス毒素が用いられる。遅発性ジスキネジーの多くは抗精神病薬の副作用による。

▶どのようなふるえ(振戦)が外科的治療を必要とするかについては，次のような基準に基づく。まず，振戦によって日常生活に大きな障害があり，薬物療法が無効である場合。次に，薬物療法による副作用で服薬継続が困難な場合である。

▶原因疾患にかかわらず，罹患肢と反対側の視床の一部(腹側中間核；Vim核)を直径3〜4 mm程度破壊することにより90%以上の確率で振戦は停止する。近年では視床Vim核の破壊術に代わって脳深部刺激療法が行われることが多い。破壊するのと同じ部位に埋め込み電極を設置し，前胸部や腹部の皮下に設置したパルスジェネレーターによって慢性刺激を行う。この方法により脳に破壊巣を作成することなく安全に，しかも破壊術と同等の効果を得ることができる。

10 歩行障害

> 歩行障害はさまざまな神経疾患で起こり，その型も疾患ごとに異なる。したがって，歩行障害の型から疾患を推定することができる(**表23**)。

▶歩行の評価は，歩幅，両足の幅，動揺性，バランス，速度，姿勢，上肢の振り，着地(踵からか，爪先からか)などを観察して行う。

▶鶏歩は前脛骨筋の筋力低下によるもので，大腿を高く上げ，爪先を引きずるような歩行となる。

▶動揺歩行は下肢近位筋の筋力低下によるもので，体幹を左右に揺すりながら歩行する。

▶痙性歩行は錐体路障害によるもので，一側性障害では患側の足が外側に弧を描くようにしながら前に出す(circumduction gait, 分回し歩行)。上肢は肘で屈曲し，前腕はやや回内し〔ウェルニッケ・マン(Wernicke-Mann)肢位〕となり，脳卒中の後遺症でし

表23　歩行障害の分類と原因疾患

分類	原因疾患
尖足歩行	下腿三頭筋痙性 進行性筋ジストロフィー
鶏歩	前脛骨筋筋力低下 弛緩性対麻痺 シャルコー・マリー・トゥース病
反張膝歩行	大腿四頭筋筋力低下 下腿三頭筋痙性
外転歩行	脚長差 膝関節伸展拘縮 股関節拘縮
分回し歩行	脳卒中後遺症 脚長差 膝関節伸展拘縮
内反尖足歩行	脳卒中後遺症 痙性対麻痺
はさみ足歩行	脳性麻痺 筋強直 痙性対麻痺
パーキンソン歩行	パーキンソン症候群 老人多発性脳軟化
すくみ足歩行	パーキンソン症候群 正常圧水頭症
すり足歩行	パーキンソン症候群 老人多発性脳軟化
小刻み歩行	パーキンソン症候群 老人多発性脳軟化
失調性歩行	脊髄ろう，脳血管障害，腫瘍，など
酩酊歩行	中毒，神経炎，失調症
動揺歩行	筋ジストロフィー

ばしばみられる。両側性障害は脳性小児麻痺によることが多く，両側性痙性歩行で両足が交叉してしまう（痙性はさみ足歩行）。

▶失調性歩行は，深部感覚障害によるものと，小脳性失調歩行がある。いずれも動揺性歩行で，バランスを保とうとして両足の幅が広くなり，継ぎ足歩行ができない。

▶痙性失調性歩行は，錐体路障害に脊髄後索または小脳の障害が合併する場合にみられる。

▶パーキンソン歩行は，パーキンソン病ならびに大脳基底核障害によるパーキンソニズム疾患にみられ，前屈姿勢で小刻み歩行を呈する。

▶小刻み歩行は，パーキンソン病様歩行と似るが，パーキンソニズム症候はみられず，両側前頭葉または前頭葉皮質下障害か，ごく軽度の両側錐体路障害によることが多く，大脳基底核のラクナ梗塞でもみられることがある。

▶すくみ足歩行とは，歩こうとしても急に足を出せず，歩行中急に方向転換ができない歩行をいう。前頭葉障害や大脳基底核障害により起こり，進行性核上性麻痺，パーキンソン病，ビンスワンガー (Binswanger) 病などでみられる。

▶歩行失行は，前頭葉障害でみられる。

11 めまい

"めまい"は，視覚系，前庭迷路系，自律神経系，深部感覚系の障害で起こる。末梢性めまい（主に内耳の障害による），中枢性めまい（主に脳幹，小脳の障害による），全身性めまい（低血圧など），自律神経失調，頸性めまい，などがある。

▶代表的なめまいとしては，メニエール病（内耳の内リンパ液が貯留し，水腫が起こることによるとされている），良性発作性頭位めまい症（内耳にある三半規管や耳石器の何らかの障害で起こるとされている），椎骨脳底動脈循環不全症（脳幹や小脳への血流が悪くなり，一過性の回転性めまいと同時に，感覚障害，言語障害，複視などを伴うことが多い。頸椎症があると，頸部の運動で椎骨動脈が圧迫されて血流が悪くなり，めまいを起こす），聴神経鞘腫（片側の耳鳴り，難聴，めまい，ふらつきなどの症状が次第に悪化する場合に疑われる）などがよく知られている。

▶メニエール病は，回転性めまい，耳鳴り，難聴の3主徴を伴う。

内リンパ液の過剰貯留により，耳石器と三半規管の有毛細胞が変性をきたす疾患である。

▶めまいの診断には病歴が何よりも重要である。天井がくるくる回る感じ（回転性めまい）では，耳性めまいと中枢神経性めまいの可能性がある。ふらふら〜ふわふわした感じ（浮動性めまい）では循環系か神経系の疾患の可能性がある。意識を失いそうになる感じ，あるいは気の遠くなるような感じ（失神型めまい）では，起立性低血圧症や貧血，低血圧などが原因となって起こっている可能性がある。

▶また，どのような状態でめまいを感じるかで診断がつくことがある。寝返りをうったときなどに起こる場合には，三半規管の刺激による可能性が高く，良性発作性頭位めまい症のことが多いといえる。起き上がった瞬間などに起こる場合には，起立性低血圧症によることが多いといえる。安静時に突然激しいめまいが起こった場合には，一過性脳虚血発作や脳血栓による脳梗塞が疑われる。女性で急に動悸がして，体や顔がほてる感じがする場合には，更年期障害によることが多い。車などを運転していて急に首の位置を変えたときなどに起こる場合には，頸椎症により椎骨動脈が圧迫され，脳血流低下をきたすためと考えられる。雨が降る前にはいつも首が重くなってめまいがするという場合には，外傷性頸部症候群（いわゆるむちうち症，脳脊髄液減少症など）の可能性が考えられる。いつもフラフラした感じで気分がすぐれず，疲れた感じで，頭が重い，夜眠れないなどの不定愁訴がある場合には，自律神経障害に基づくことが多い。小さい文字やテレビなどを長時間見ると起こる場合には，眼精疲労の可能性がある。多量に飲酒したり，多量の汗をかいたりした翌朝に起こるめまいは，血管内脱水によるといわれている。

12 耳鳴り

> 通常，周囲に音がないときにも耳の中や頭の中にさまざまな音が聞こえるのを"耳鳴り"という。耳鳴りは病気ではなく，いろいろな疾患の症状として出現する。大部分は耳に関連した疾患の症状として耳鳴りを伴うが，なかには貧血，高血圧，動脈硬化など血管の疾患，頭部外傷後，甲状腺機能低下症などでも耳鳴りを伴うことがある。

▶ 一般に耳鳴りは難聴に伴うことが多いが，難聴の原因が必ずしも耳鳴りを起こす原因とは限らず，その発生機序が不明なことが多い。したがって，多くの場合その治療が困難である。

▶ 耳鳴りの多くは，前述のとおり何らかの難聴を伴う自覚的耳鳴りで，本人にしか聞こえない。耳鳴りを伴う難聴には慢性中耳炎のような伝音性難聴と，蝸牛，聴神経血管圧迫，脳の聴覚路・聴覚中枢の障害による感音性難聴がある。感音性難聴の大部分は，老人性難聴，騒音性難聴，メニエール病，突発性難聴などの蝸牛障害によるものである。

▶ 蝸牛障害の主な原因は，内リンパ水腫による有毛細胞の圧迫障害，音響外傷による聴毛障害，ストレプトマイシンなどアミノ配糖体の抗菌薬投与による有毛細胞の変性，血管障害，感覚細胞障害などが知られている。

▶ 聴神経血管圧迫による耳鳴りは，聴神経が脳幹部に入る部分で聴神経の髄鞘が消失している部分を血管が圧迫することにより起こるもので，電線が絶縁体で覆われていない部分でショートするのと同じような機序によると考えられている。

▶ 聴覚中枢異常による耳鳴りは，聴神経を切断しても消失しないことが以前から知られていた。すなわち，聴覚中枢に耳鳴りを発生する回路が作られる可能性があるという考えである。このような耳鳴りは脳の中で起こっており，耳鳴りを起こす神経回路が新たに形成されているものと推測される。脳の中でのこのような変化は，聴力障害が引き金となって起こるのではないかという新しい考え方で，このような病態が解明されれば，近い将来，難治性耳

鳴りの根治療法に結びつくかもしれない。

▶耳鳴りの原因が特定できないときには，治療が困難である。耳鳴りに対する耐性を高める療法がいくつかあり，ときに耳鳴りが軽減できることがある。

第4章

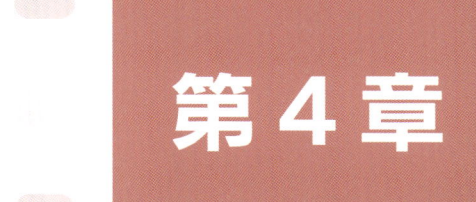

神経学的診断法

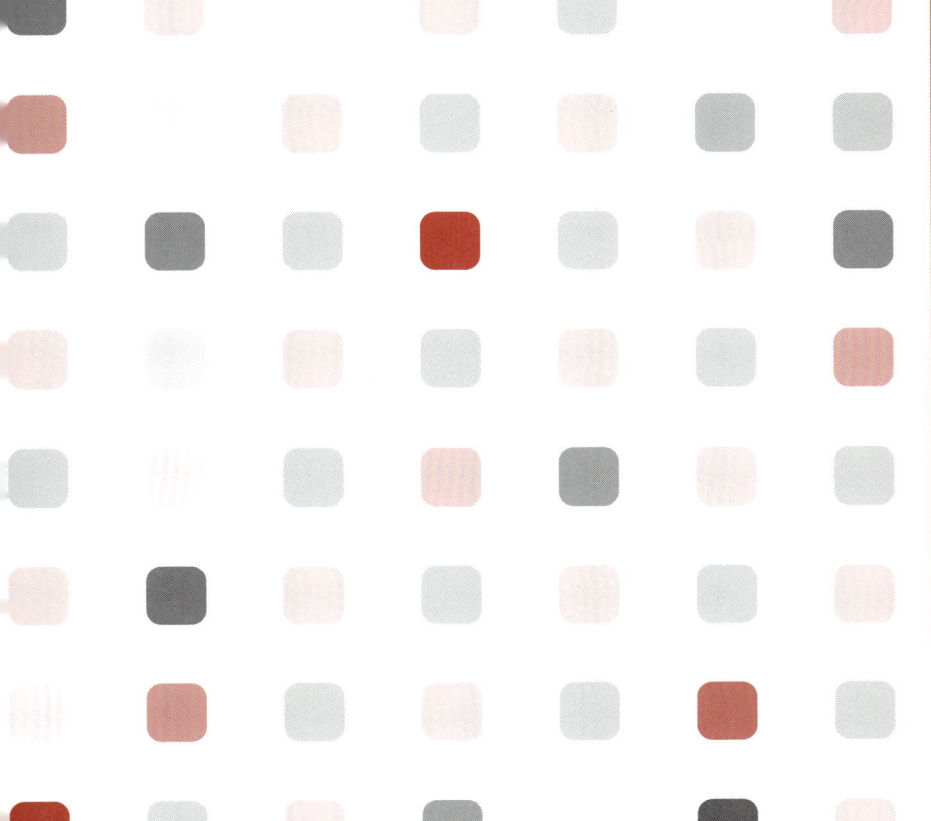

神経学的診断法

- 神経疾患の診断は基本的に，病変の有無を判断し，病変が存在するとすれば，その部位（病変の局在），病変の種類の確認というステップを経て行うが，その際，問診と神経学的診察が重要な手段となる。
- 病変の確定診断には，通常，神経学的補助検査法を用いることが多い。

1 問診

▶問診では，主訴，発症年齢，発症様式，家族歴，既往症などを聴取する。

▶発症様式と進行性から，ある程度疾患を絞ることができる。
- 急性発症：血管性，中毒性，炎症性疾患
- 緩徐進行性：腫瘍，変性疾患
- 増悪緩解：多発性硬化症

2 既往症

▶高血圧，糖尿病，痙攣発作，頭部外傷，一過性脳虚血発作の既往の有無，その他，食欲・睡眠・便通などの生活リズムや，飲酒，嗜好，月経などについて聴取する。

3 神経学的診察

▶神経学的診察では，次のような項目につき調べる。
- 高次脳機能の検査：意識状態，言語機能，計算能力，失行・失認など
- 脳神経の検査：12の脳神経
- 運動機能の検査：弛緩性麻痺と痙性麻痺，片麻痺，四肢麻痺，対麻痺，単麻痺，交代性麻痺
- 感覚機能の検査：温・痛覚，触覚，深部感覚，位置・圧・振動覚
- 反射の検査：深部腱反射，表在反射，病的反射
- 小脳機能の検査：協調運動，拮抗反復運動，失調，歩行障害など
- その他の検査：自律神経機能，不随意運動，皮膚の検査，新生児の検査など

▶自律神経機能障害の主な症状は，起立性低血圧，膀胱直腸障害，発汗異常，陰萎などである。

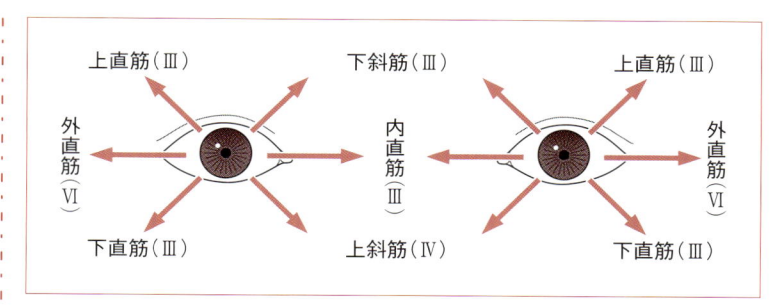

図17　眼球運動と関連筋

▶神経学的診察は，患者の診察室への入室状態の観察から始め，座位で対面して行う検査，立位での検査，ベッド上での検査の順に進める。

▶座位で対面して行う検査には次のようなものがある。

- 顔面，頸部の検査：第1〜12脳神経の異常の有無をみる（第2章p.13表4参照）。眼球運動に関与する外眼筋は第3, 4, 6脳神経の支配を受けている（**図17**）。
- 上肢の検査：表在・深部反射，病的反射〔ホフマン（Hoffmann）反射，トレムナー（Trömner）反射，ワルテンベルグ（Wartenberg）徴候など〕，筋力，感覚，小脳機能の異常の有無をみる
- 聴診器を用いた検査：雑音の聴取
  　頭部での検査：新生児，乳児の動静脈奇形
  　頸部での検査：頸動脈狭窄

▶ベッド上での検査には次のようなものがある。

- 下肢の検査：表在・深部反射，病的反射〔バビンスキー（Babinski）徴候，オッペンハイム（Oppenheim）反射，ゴードン（Gordon）反射，シェーファー（Schaeffer）反射，チャドック（Chaddock）反射など〕，筋力，感覚の異常の有無をみる（**図18**）
- 髄膜刺激徴候の検査：項部硬直，ケルニッヒ（Kernig）徴候

▶問診と診察結果を総括し，病巣の局在診断を行う。

　（例）神経学的異常所見としては，右片麻痺，右上下肢深部腱反射亢進，右バビンスキー反射陽性，運動性失語症あり。

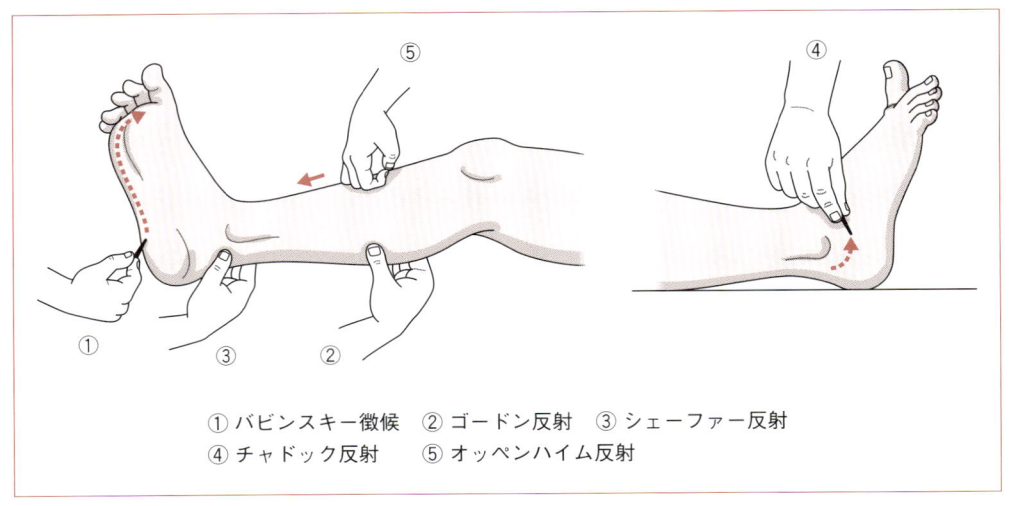

① バビンスキー徴候　② ゴードン反射　③ シェーファー反射
④ チャドック反射　⑤ オッペンハイム反射

図18　下肢の病的反射

したがって，病巣はブローカ野，左下前頭回，ならびにこれら周辺の皮質と皮質下白質，隣接する大脳基底核に存在するものと推測される，などと記載する．

4 病巣局在

▶神経解剖学的に病巣が以下のどの部位に存在するか診断する（局在診断）（**図19**）．

・大脳半球障害：高次脳機能障害，4つの脳葉の障害
・大脳深部障害：内包後脚障害，基底核障害
・間脳障害：視床障害，視床下部障害
・脳幹障害：中脳障害，橋障害，延髄障害
・小脳障害：小脳半球障害，小脳虫部障害
・脊髄障害：脊髄半側障害，脊髄中心灰白質障害，前角障害，後索障害
・末梢神経障害：後根障害，多発性末梢神経障害
・筋障害

▶橋中心髄鞘崩壊（central pontine myelinolysis；CPM）は，低ナトリウム血症を急速に補正した場合や，アルコール症などにみられる．低ナトリウム血症は，精神状態の変化や痙攣発作をきたす．

▶小児の診察に際しては，出生前病歴，周産期病歴，精神運動発達に関する問診と原始反射（非対称，反応欠如，反射の遺残）の確認，頭囲測定，大泉門の触診，全身の皮膚の視診などが大切である．

神経学的診断法　67

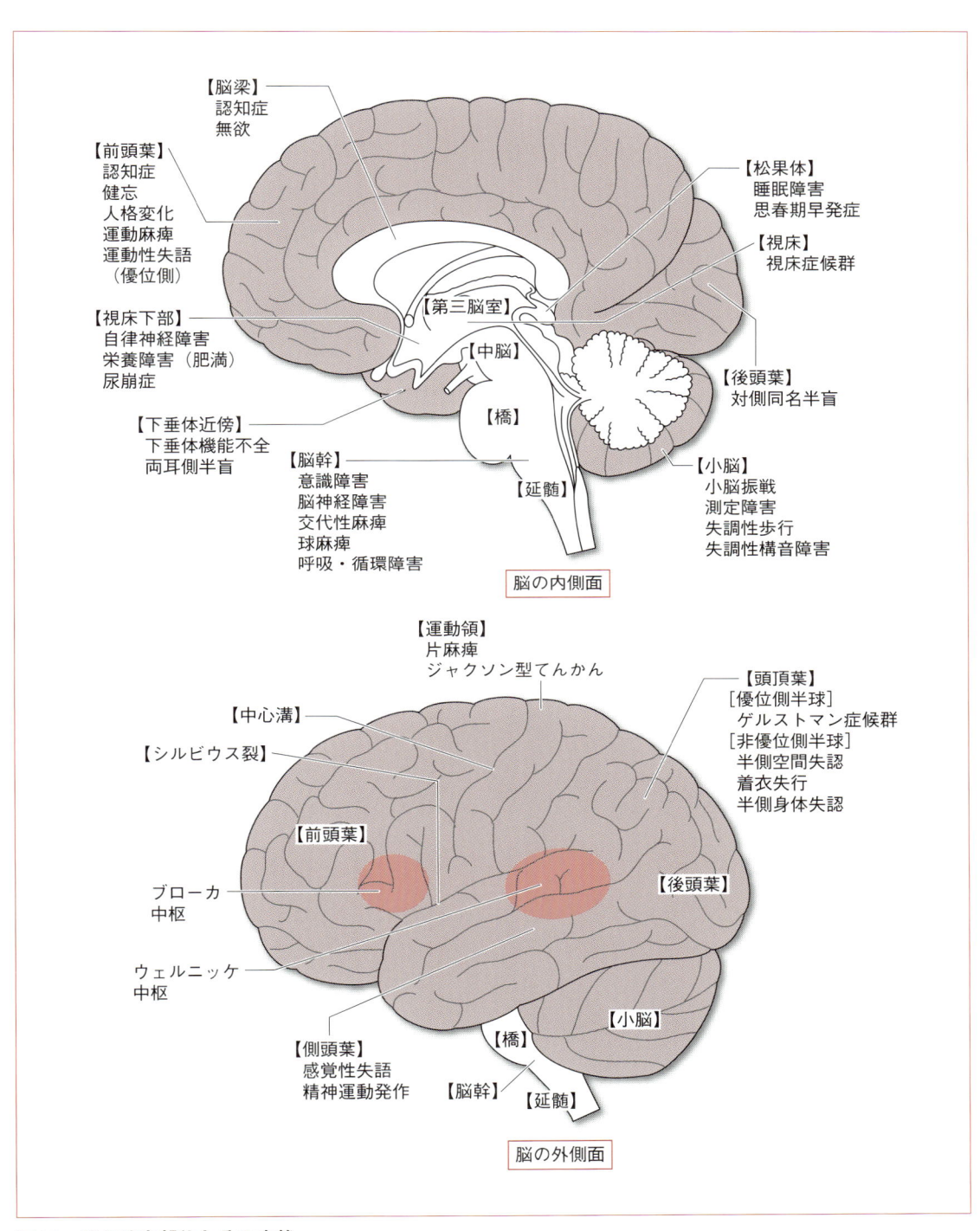

【脳梁】
認知症
無欲

【前頭葉】
認知症
健忘
人格変化
運動麻痺
運動性失語
（優位側）

【視床下部】
自律神経障害
栄養障害（肥満）
尿崩症

【下垂体近傍】
下垂体機能不全
両耳側半盲

【第三脳室】
【中脳】
【橋】
【延髄】

【脳幹】
意識障害
脳神経障害
交代性麻痺
球麻痺
呼吸・循環障害

【松果体】
睡眠障害
思春期早発症

【視床】
視床症候群

【後頭葉】
対側同名半盲

【小脳】
小脳振戦
測定障害
失調性歩行
失調性構音障害

脳の内側面

【運動領】
片麻痺
ジャクソン型てんかん

【中心溝】
【シルビウス裂】

【前頭葉】
ブローカ中枢

ウェルニッケ中枢

【側頭葉】
感覚性失語
精神運動発作

【頭頂葉】
［優位側半球］
ゲルストマン症候群
［非優位側半球］
半側空間失認
着衣失行
半側身体失認

【後頭葉】

【小脳】
【橋】
【脳幹】
【延髄】

脳の外側面

図19　脳の障害部位とその症状

第 5 章

神経学的検査法
（補助診断法）

1. CT
2. MRI
3. 脳血管撮影
4. その他の検査法

1. CT (computed tomography)

CTは，X線とコンピュータを用いて体の断面を画像化する方法である。

▶CTとはcomputed tomography（コンピュータ断層撮影）の略称で，X線とコンピュータを用いて体の断面を画像化する方法である。体の断面を走査（スキャン）すると，各領域のX線吸収値（Hounsfield units；ハンスフィールド単位）がグレースケールに従って明暗で表され，数多くの領域に分かれた画像ができる。骨などの高吸収の組織ではX線ビームが多く減衰して明るく描出され，脂肪などの低吸収の組織ではX線ビームの減衰が少なく暗く描出される。

▶患者が乗った自動検査台がトンネル状の装置（ガントリー）の中に入り，そこでX線による撮影（走査）が行われ画像が作製される。走査に要する時間は数分ほどである。CM線（canthomeatal line；外眼裂角外耳孔線）に平行な水平断が基本撮影である。必要に応じて，造影剤注入による増強法（contrast enhancement）が用いられる。

▶CTの読影にあたっては，異常吸収値，占拠効果，組織欠損，造影剤による造影効果などに注目する。

▶主な病変の吸収値は以下の通りである。画像上，脳より黒い組織が低吸収病変で，脳より白い組織が高吸収病変である。
- 高吸収病変：出血，石灰沈着，固い実質性脳腫瘍など
- 等吸収病変：良性グリオーマ，過誤腫，亜急性血腫など
- 低吸収病変：囊胞，梗塞，浮腫，壊死，陳旧性血腫，グリオーシス，脂肪腫など

▶造影CTで増強される組織
- 増強される正常構造：下垂体，視床下部漏斗，灰白隆起，最後野（第4脳室底），副鼻腔・副鼻粘膜，外眼筋，血管，脈絡叢など

・増強される病変：血液脳関門を破壊する病変（例えば，腫瘍，感染，炎症，血管奇形，動脈瘤など）

▶最近では断面を1枚ずつ撮影するのではなく，検査する部位をらせん状に一度で撮影するヘリカルCTとよばれる方法が実用化され，より短い時間で検査ができるようになった。

▶CTの応用としては，ヘリカルCTのほか，CT脳槽造影，CTミエログラフィ，三次元CT，CT血管造影（CTA；CT angiography）などがある。

▶MRIよりもCTを優先させる病態としては，急性脳卒中，くも膜下出血，頭部外傷，占拠効果・脳室の大きさの評価，骨病変，副鼻腔病変などがあげられる。

2. MRI (magnetic resonance imaging)

MRIは，磁力を用いて得られた信号から，体の断面をコンピュータで画像化する方法である。

▶ MRI（磁気共鳴撮影）はmagnetic resonance imagingの略で，放射線（X線）ではなく，磁力を用いて得られた信号から体の断面をコンピュータで画像化する方法である。

▶ MRIはCTと同様，トンネルのような形をした装置の内部に強い磁場を作り，その中で患者の体に特定の電磁波を当て，体の組織を構成している水素原子（プロトン；^1H）が反応（共鳴）して発する信号（NMR）をもとに画像を作製する。必要に応じて，造影剤〔ガドリニウム（Gd-DTPA）〕注入による増強法を行う。

▶ プロトンからのエネルギー（信号）をMRI画像とするときのパラメータには，高周波パルスの開始から出された信号を測定するまでの間の間隔（エコー時間：TE）を変える方法と，繰り返すシークエンス間の間隔（繰り返し時間：TR）を変える方法がある。

▶ 画像化するための信号の収集法（パルス系列）としては，スピンエコー法（SE）が一般的である。T1強調画像（短いTRと短いTE）とT2強調画像（長いTRと長いTE）がある。プロトン強調画像は長いTRと短いTEの画像である。T1強調画像は解剖をみるのに適しており，T2強調画像は病変の検出に優れている。フレア（FLAIR；fluid-attenuated inversion recovery）法は，髄液を抑制してより暗くしたT2強調画像で，病変の検出に非常に優れている。グラディエントエコー法（GE）は，流れに非常に感度が高いのでMR血管撮影（MR angiography；MRA）に用いられる。拡散強調画像は，水の拡散と浮腫の検出に非常に感度が高い。

▶ 病変は，通常T1強調画像とT2強調画像の信号強度から，以下のように分類される。この分類を基に組織の同定ならびに病変の診断を行う。

- ・T1高信号，T2低信号：脂肪，亜急性血腫，メラノーマなど
- ・T1高信号，T2高信号：慢性血腫，高蛋白囊胞，静脈洞血栓など
- ・T1低信号，T2低信号：急性血腫，髄膜腫，筋肉など
- ・T1低信号，T2高信号：腫瘍，梗塞，浮腫，脱髄，感染，液体，囊胞など
- ・T1，T2とも極低信号～無信号：カルシウム，高速血流，空気，ヘモジデリン，磁性体など

▶MRIはCTに比べて撮影に時間がかかるが，CTでは見えにくい病変がよく見えたり，また体の横断面だけでなく，縦や斜めに切るなど，あらゆる方向の断面画像を撮ったりすることができる。特に，脊椎・脊髄病変の診断に有用である。

▶MRIを応用した方法としては，MR血管撮影（MRA），functional MRI（fMRI）があり，多用されている。

▶ MRIが禁忌となるのは，ペースメーカーが体内に埋め込まれている患者，磁場によって動く可能性のある金属を体に装着している患者，閉所恐怖症の患者などである。

3. 脳血管撮影

脳血管撮影は，造影剤を注入して脳の血管を造影する検査法である。

▶脳へ行く血管に造影剤を注入して脳の血管を造影する検査で，CT・MRIのみで診断がつかない脳血管障害の確定診断や，術前の病変部への到達法を検討する場合に必要となることがある。

▶撮影法には頸動脈撮影と椎骨動脈撮影がある。最近はデジタル・サブトラクション血管造影法（DSA）が用いられる。通常，連続撮影により，前後像と側面像における動脈相–毛細血管相–静脈相を造影する。最近はカテーテルの進歩により，先端を特定の血管まで挿入し選択的造影も可能となった。

▶読影の際は，血管走行異常，血管の造影欠損，異常血管の新生の有無の3点に注目する。そのためには，脳血管（特に脳動脈と脳静脈）の正常解剖・走行を熟知しておかなければならない。

▶脳血管撮影の適応としては，脳動脈瘤・脳動静脈奇形，脳血管の狭窄・閉塞，脳循環遅延・側副血行路の形成・閉塞血管の再開通，血管偏位，病変と血管との関係の術前検討などである。

▶脳血管撮影は侵襲的検査法であるので，穿刺部の血腫，造影剤の血管壁内注入による血管壁解離，ヨード過敏反応，神経学的欠損症状，脳動脈瘤の再破裂などのリスクがある。

4. その他の検査法

神経疾患の多くはCT・MRIを主体とする画像診断により診断されるが，疾患によっては，以下に述べるような各種検査法を駆使しなくては診断できなかったり，治療方針が立てられなかったりすることがあるので，ごく簡単に触れる。

1 頭蓋単純撮影

▶最も一般的な画像診断法で，X線（レントゲン線）を頭蓋骨に当てて撮影する。骨などX線を通しにくいところは白く，通しやすいところは黒く写る。

▶前後像，後前像，側面像の撮影が標準である。

▶頭蓋の大きさ・形・対称性，頭蓋縫合，指圧痕と血管溝，脱灰化，石灰化，トルコ鞍，頭蓋頸椎移行部，顔面骨，などに注目して読影する。

2 脊椎単純撮影

▶前後像，側面像，両斜位像の撮影が一般的である。

▶読影にあたって注意すべき骨構造は，椎体，椎間板，椎弓，椎弓根，横突起，棘突起，椎体の配列などである。

3 腰椎穿刺〔脳脊髄液検査（表24）〕

▶脳脊髄液は腰椎穿刺により採取する。通常，L_3-L_4間以下の椎間で穿刺するので，左右の腸骨稜を結んだジャコビー（Jacoby）線を目安として用いる。

▶腰椎穿刺が適応となるのは，髄膜炎，くも膜下出血が疑われるときである。しかし，頭蓋内圧亢進時にはヘルニアを起こす危険があるので禁忌である。

4 脳槽造影（シスチルノグラフィ）

▶放射性同位元素を腰椎穿刺で注入し経時的にシンチグラフィを行う方法と，造影剤を注入して経時的にCTを撮像するCT脳槽造影の2つの方法がある。

▶髄液循環動態が調べられるので，水頭症の診断に用いられる。

表24 主な中枢神経疾患における髄液所見

	圧 (mmH₂O)	外観	細胞	総蛋白量 (mg/dL)	糖量 (mg/dL)	クロール (mEq/L)
正常	60〜180	水様透明	0〜5 [リンパ球]	15〜45	50〜75	120〜130
急性灰白髄炎（ポリオ）	上昇	正常または軽度混濁	0〜2,000 [初期：多核球] [後期：リンパ球]	軽度増加	正常	正常
化膿性髄膜炎	高度上昇	混濁, 時に黄色調	100〜5,000 [多核球]	高度増加	正常または低下	正常または軽度増加
結核性髄膜炎	通常上昇	通常透明	80〜1,000 [リンパ球] *時に多核球増加	増加	低下	低下
髄膜症（メニンギスムス）	上昇	正常	正常または軽度増加	正常または軽度増加	正常	正常
脳腫瘍	不定	正常または黄色調	10〜80 [リンパ球]	20〜200	40〜100	正常
脊髄腫瘍	不定	正常または黄色調	0〜50 [リンパ球]	増加	正常	正常または軽度増加
多発性硬化症	正常または軽度上昇	正常	0〜40 [リンパ球]	20〜80	正常	正常

5 脊髄造影（ミエログラフィ）

▶ 腰椎穿刺により，くも膜下腔に水溶性造影剤を注入し脊髄を造影する検査法で，最近ではCTミエログラフィが一般的である。

▶ 脊髄に圧迫を及ぼす疾患の診断に有用である。

6 脳シンチグラフィ

▶ 放射性同位元素を投与して，大量に集積する病変部を画像化する方法で，タリウム（^{201}Tl）を用いた脳腫瘍の診断などに用いられる。

7 脳波（EEG）

▶ 脳波は周波数から，α（アルファ），β（ベータ），θ（シータ），δ（デルタ）波に分類される。

▶ 脳波賦活法は潜在する異常を誘発するもので，過呼吸，光刺激などにより賦活する。

▶ 異常脳波は，てんかんの発作波（棘波など）と徐波からなる。

- 脳波は，てんかん，頭部外傷後遺症，意識障害，脳死の判定などの脳機能検査として有用である。

- 周波数をもとに脳波を画像化したものを二次元脳電図または脳波トポグラフィ*とよぶ。　*地勢図の意味

8 誘発電位

- 末梢神経の感覚受容器を刺激したときに，その感覚路(求心路)が到達する大脳皮質領野に出現する活動電位を誘発電位(evoked potential)という。

- 誘発電位は，視覚誘発電位(VEP)，聴覚誘発電位(AEP)または聴性脳幹反応(ABR)，体性感覚誘発電位(SEP)の3つがよく用いられる。

- 聴性脳幹反応は，意識障害の原因究明，脳死の判定などに有用である。

9 頭蓋内圧モニター (ICP monitoring)

- 頭蓋内圧の持続測定は，頭蓋の硬膜外，硬膜下，脳室内，腰椎くも膜下のいずれかで行われる。
- 頭蓋内圧亢進には持続的亢進と間欠的亢進があり，間欠的亢進を特に圧波(A波，B波，C波)とよぶ。

10 超音波検査

- 超音波エコーの表示でよく用いられるのはAモードとBモードである。

- 乳児では大泉門経由超音波断層画像を得ることができる。胎内診断にも用いられる。

- 超音波の応用のひとつに超音波ドプラ法による脳血流測定法がある。最近になり，経頭蓋骨ドプラ(TCD)による脳血流測定が可能となった。

11 脳循環測定 (CBF)

- これまでは拡散性放射性同位元素であるキセノン(^{133}Xe)投与による局所脳血流測定法が一般的であったが，最近はエミッションCTによる局所脳循環測定が一般的となった。これにはSPECT(single photon emission CT)とPET(positron emission CT)の

12 PET (positron emission tomography)

2つの方法がある。

> PETは，静脈内に投与したポジトロン核種が放出するガンマ線を体外からカメラでとらえ画像にする検査法で，脳腫瘍をはじめ，癌（悪性腫瘍）の早期発見に有用である。また，アルツハイマー病や心筋梗塞の診断にも有用である。

▶ PETはpositron emission tomography〔ポジトロン（陽電子）放射断層撮影法〕の頭文字で，1970年代半ばにアメリカで開発された画像診断法である。当初は脳の機能を研究する目的で使われていたが，その後，癌の早期発見に有用な画像診断法として注目されるようになった。

▶ PETの利点には，1. 癌の早期発見，2. 転移・再発の有無の確認，3. 良性・悪性の鑑別，4. 治療効果の判定，5. 苦痛が少ないことなどがあげられる。

▶ PETでは，ポジトロンを出す放射性同位元素（ポジトロン核種）を酸素や水，ブドウ糖などといった人体が必要とする物質に付けたPET製剤を用いる。癌の診断には，フッ素18（^{18}F）で標識したブドウ糖類似化合物（FDGとよばれるPET製剤）を用いる。癌細胞はブドウ糖を正常細胞の3〜20倍消費して増殖するので，FDGを静脈内に注射すると，癌細胞内に多量に取り込まれるものの代謝が行われず細胞内に蓄積していくので，PETカメラで癌の存在部位が描出できる。

▶ FDGに用いるフッ素18は，半減期（その効力が半分になる時間）が約110分と短く，製造後は早く人体に注入する必要があるため，超小型サイクロトロンやPET製剤合成装置を施設内に設置する必要がある。

▶ 撮影の際に静脈注射する放射性のPET製剤の安全性は，わずかながら放射線被曝があるものの，ヒトが1年間に自然界から受ける被曝量とほぼ同程度であり健康に大きな影響はないといわれている。

▶癌細胞は死んで縮小するよりも前に，活動性が低下する。そこで，PETを用いれば，従来よりも早い時期に治療効果の判定ができる。

▶現在，保険診療で認められている癌のPET検査は，脳腫瘍，頭頸部癌，肺癌，乳癌，転移性肝癌，膵癌，大腸癌，悪性リンパ腫，悪性黒色腫，原発不明癌の10疾患である。今後は，患者数が比較的多い子宮癌，卵巣癌など女性の癌，食道癌の保険適用拡大が要望されている。

▶癌の種類によっては他の検査に先駆けて最初にPET検査を実施することが診断の決め手となる（PETファーストという）。PETでは，一度の全身スキャンで，あらゆる部位の診断が可能である。そのため，予想外の癌が発見されることもある。しかし，FDGが尿に排泄される物質のため，腎癌，膀胱癌，尿管癌，膀胱近くの前立腺癌などは，判別しにくい。また，胃や腸などの消化器粘膜に拡がる癌や，活動性が低くゆっくりと進行する高分化型癌などの診断が困難である。

▶PETは，CTやMRIでは見つかりにくい早期癌の発見などに威力を発揮する。また一度の検査で全身を調べられるので，転移・再発の有無を確認するのにも有効である。しかし，CTやMRIに比較して1/16の空間分解能しかなく画像が不鮮明である。この欠点を補うために，まずPETで癌の有無を診断し，次に癌の存在が疑われた症例について，CTやMRIなどの画像を併用し病変の部位，形，大きさを確定することが多い。最近では"PET-CT"という，PETとCTの両方の撮影ができる装置も普及しつつある。

▶PETはもともと脳機能の研究目的で使われ始めたもので，脳の活動状態を調べるのに優れている。連合野とよばれる部分の活動性が低下するアルツハイマー病を初期段階から発見することができる。また，脳血管障害やてんかんの病巣などの発見にも役立つ。

▶心筋では血液に含まれる脂肪酸やブドウ糖などがエネルギー源として利用されるが，梗塞をきたした心筋はブドウ糖代謝がみられ

なくなるので，PETは心筋梗塞の診断にも有用である。また，窒素（^{13}N）のアンモニアPET製剤を使うと，冠動脈を通り心筋に流れ込む血流量を測定できる。正常な場合，冠動脈を流れる血流量は，運動により安静時の3〜5倍程度増加するが，動脈硬化などで冠動脈が狭くなるとあまり増加しないことから，安静時と運動負荷時に得られるPETの画像で，冠動脈の動脈硬化の程度を評価することができる。

13 筋電図（EMG）

▶ 下位運動ニューロン（脊髄前角細胞，末梢神経），神経筋接合部，筋肉の病変の診断に有用で，筋萎縮が神経原性か筋原性かの鑑別に特に有用である。

▶ 筋電図の異常には，安静時の異常と収縮時の異常がある。安静時の異常には，挿入電位の異常，筋線維束攣縮性電位，反復発射，群化発射などがある。収縮期の異常には，末梢神経再生過程にみられる複合神経筋単位（NMU），神経原性筋萎縮にみられる高振幅NMU（巨大棘波），筋原性筋萎縮にみられる低振幅NMUなどがある。

▶ 誘発筋電図により，運動神経の伝導速度，感覚神経の伝導速度，神経筋接合部の機能検査などを行うことができる。

14 内分泌検査

▶ 視床下部，下垂体の腫瘍などで内分泌異常をきたす。下垂体前葉ホルモン〔成長ホルモン（GH），副腎皮質刺激ホルモン（ACTH），黄体形成ホルモン（LH），卵胞刺激ホルモン（FSH），甲状腺刺激ホルモン（TSH），プロラクチン（PRL），メラニン細胞刺激ホルモン（MSH）〕や下垂体後葉ホルモン〔抗利尿ホルモン（バソプレシン），乳汁分泌ホルモン（オキシトシン）など〕を，免疫測定法などで調べる（**表25**）。

▶ 視床下部，下垂体後葉が障害されると尿崩症が起こる。

15 神経眼科検査

▶ 視力・視野の検査と眼底検査が行われる。

▶ 視覚路の障害でさまざまな視野欠損をきたす。下垂体腺腫の上方伸展による視交叉部正中部障害では両耳側半盲をきたす。

表25 視床下部ホルモンと下垂体ホルモン

視床下部ホルモン		下垂体ホルモン	標的臓器
放出ホルモン	抑制ホルモン		
成長ホルモン放出ホルモン（GHRH）	成長ホルモン抑制因子（GIF），ソマトスタチン	成長ホルモン（GH）	全身
プロラクチン放出因子（PRF）	プロラクチン抑制因子（PIF）	プロラクチン（PRL）	乳房
甲状腺刺激ホルモン放出ホルモン（TRH）	―	甲状腺刺激ホルモン（TSH）	甲状腺
性腺刺激ホルモン放出ホルモン（LHRH）	―	黄体形成ホルモン（LH）卵胞刺激ホルモン（FSH）	性腺
副腎皮質刺激ホルモン放出因子（CRF）	―	副腎皮質刺激ホルモン（ACTH）	副腎
メラニン細胞刺激ホルモン放出因子（MRF）	メラニン細胞刺激ホルモン抑制因子（MIF）	メラニン細胞刺激ホルモン（MSH）	
オキシトシン（視床下部で合成され下垂体後葉に貯留後，分泌される）			子宮，乳房，副腎
バソプレシン（視床下部で合成され下垂体後葉に貯留後，分泌される）			

▶頭蓋内圧亢進時には，眼底にうっ血乳頭がみられる。視神経炎でもうっ血乳頭と類似の所見を呈するが，この場合には，多くは一側性で，早期より視力が障害される。視神経萎縮では，乳頭は蒼白で境界は鮮明である。

16 神経耳科検査

▶聴力検査と平衡機能検査が行われる。

▶聴神経鞘腫では後迷路性難聴をきたし，自記オージオグラム（純音聴力図）上，異常を示す。

▶平衡機能検査には，体平衡を中心とした重心動揺検査と眼球運動検査がある。

17 神経・筋生検

▶多発性筋炎や皮膚筋炎の診断などに用いられる。

第6章

脳血管障害（脳卒中）

1. 総論
2. 各論

1. 脳血管障害（総論）

脳血管障害は，脳血管系の局所性あるいは全般性の循環障害で，無症候性のものと症候性のものがある．多くは発作型脳血管障害（脳卒中）であるが，非発作型のものも含まれる．

1 分類

☆本書ではB.の局所性脳機能障害を中心に解説する．

▶一般的に，発作性のものは一過性脳虚血発作（transient ischemic attack；TIA）と脳卒中に分けられる（**表26**）．

表26 脳血管障害分類第Ⅲ版における臨床病型分類（NINDS-Ⅲ）

A. 無症候性

B. 局所性脳機能障害
　1. 一過性脳虚血発作（TIAs）
　　　a. 頸動脈系
　　　b. 椎骨・脳底動脈系
　　　c. a.,b.両方
　　　d. 部位不明
　　　e. TIAの疑いあり

　2. 脳卒中
　　　a. 経過　　　　1）改善型
　　　　　　　　　　2）悪化型
　　　　　　　　　　3）安定型
　　　b. タイプ　　　1）脳出血
　　　　　　　　　　2）くも膜下出血
　　　　　　　　　　3）脳動静脈奇形に伴う頭蓋内出血
　　　　　　　　　　4）脳梗塞
　　　　　　　　　　　　a. 機序　　　（1）血栓性
　　　　　　　　　　　　　　　　　　（2）塞栓性
　　　　　　　　　　　　　　　　　　（3）血行力学性
　　　　　　　　　　　　b. 臨床的分類　（1）アテローム血栓性
　　　　　　　　　　　　　　　　　　（2）心原性
　　　　　　　　　　　　　　　　　　（3）ラクナ梗塞
　　　　　　　　　　　　　　　　　　（4）その他
　　　　　　　　　　　　c. 部位　　　（1）内頸動脈
　　　　　　　　　　　　　　　　　　（2）中大脳動脈
　　　　　　　　　　　　　　　　　　（3）前大脳動脈
　　　　　　　　　　　　　　　　　　（4）椎骨・脳底動脈
　　　　　　　　　　　　　　　　　　　　a. 椎骨動脈
　　　　　　　　　　　　　　　　　　　　b. 脳底動脈
　　　　　　　　　　　　　　　　　　　　c. 後大脳動脈

C. 脳血管性認知症

D. 高血圧性脳症

National Institute of Neurological Disorders and Ad Hoc Committee：Stroke 21：637-676, 1990 より作成

表27 脳卒中の鑑別診断

臨床症状	出血性		虚血性	
	くも膜下出血	脳出血	脳血栓	脳塞栓
原因	脳動脈瘤の破裂	高血圧，動脈硬化	動脈硬化	心疾患
頭痛	激烈	強い	なし	なし
意識障害	あり	強い	軽い	軽い
項部強直	あり	少ない	なし	なし
運動麻痺	なし	片麻痺	片麻痺	片麻痺
言語障害	なし	あり	あり	あり
髄液	血性	血性	水様透明	水様透明

▶脳卒中とは，脳循環障害により急性運動麻痺や意識障害が起こる状態をいう。脳卒中は，出血性脳卒中と虚血性脳卒中に分類される（表27）。

▶出血性脳卒中は，脳出血と，くも膜下出血が代表的なものであるが，そのほかに脳動静脈奇形，もやもや病などがある。

▶虚血性脳卒中は，アテローム血栓性脳梗塞，心原性脳塞栓症，ラクナ梗塞の3つに分類するのが一般的である。ラクナ梗塞は，大脳基底核部などを還流している穿通枝が閉塞して起こる小さな梗塞で，穿通枝梗塞ともよぶ（p.89参照）。

▶全般障害としては，脳血管性認知症と高血圧性脳症がある。

2 成因

▶成因としては，脳血管自身の病変，血液の異常，血液循環動態の異常があげられる。

▶脳血管障害を起こす危険因子（リスクファクター）としては，高血圧，糖尿病，心臓疾患，血清コレステロール高値，ヘマトクリット高値，飲酒，喫煙，食塩過剰摂取などがあげられる。脳卒中予防で最も大切なことは，これら危険因子をコントロールすることである。

3 最近の傾向（図20）

▶脳卒中の最近の傾向として，
1. 出血性脳卒中が減少し，虚血性脳卒中が増加している。
2. 重症例が減り，軽症例が多くなった。
3. 季節による発症の頻度に差がなくなった（脱季節化）。

4 症　状

▶内頸動脈系（前方循環）か椎骨脳底動脈系（後方循環）かにより異なる。

5 治　療

▶脳の循環血流量は非常に多く，心拍出量の15％を占める。また，酸素消費量も多く，全身酸素消費の20％を占める。脳はエネルギー源を血中ブドウ糖の酸化に頼るため，脳循環疾患の治療には，酸素の確保とブドウ糖輸液点滴が重要である。

▶脳血管障害の保存的治療（内科的治療）では，血圧の調節，線溶薬〔ウロキナーゼ，組織型プラスミノゲンアクチベータ（tPA）〕，微小循環改善薬（低分子デキストラン），血小板凝集阻止薬（アスピリン），抗凝固薬（ワルファリン），抗脳浮腫薬（ステロイド，マンニトール），脳代謝賦活薬などが用いられる。高血圧の患者では，脳血流自動調節域が高い方へ移動しているので，むやみに降圧を図らないようにする。

▶出血性脳血管障害の観血的治療（外科的治療）として，血腫が大きいときには開頭術あるいは定位脳手術により血腫除去を行う

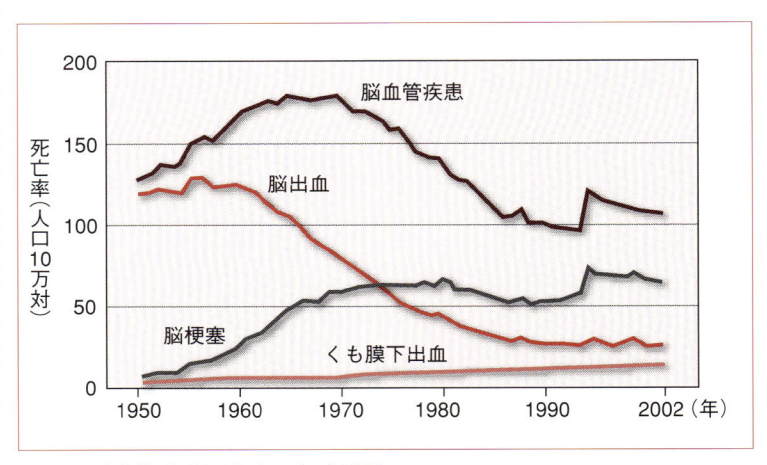

図20　脳血管疾患死亡率の年次推移

（p.96 図25）。くも膜下出血に対しては，破裂脳動脈瘤のネッククリッピングまたは脳血管内治療による瘤内閉塞を行う（p.97 図26）。

▶梗塞が広範で急性脳浮腫が高度な場合には開頭減圧術を行うことがある。急性期を過ぎた脳梗塞に対しては頭蓋外-頭蓋内動脈バイパス術（内頸動脈系の病変に対しては浅側頭動脈-中大脳動脈吻合，椎骨・脳底動脈系の病変に対しては後頭動脈-後下小脳動脈吻合）による脳血行再建術を行うことがある。

▶一過性脳虚血発作（TIA）の原因となる内頸動脈アテローム血栓症など頭蓋外主幹脳動脈の狭窄性病変に対しては，頸動脈内膜剝離術（CEA）により血行再建が行われる。特に内頸動脈に70％以上の狭窄がある場合には，外科的治療が内科的治療より優れているという調査結果が出ている。最近では，脳血管内治療により，経皮的脳血管形成術（狭窄部をバルーンで拡張した後にステントを留置する；CAS）が行われることもある。

▶合併症の予防・治療も大切で，基礎疾患や続発性合併症（誤嚥性肺炎，尿路感染）の治療を行う。また再発予防として，危険因子の管理治療，生活習慣の是正などを行う。神経症候に対しては，リハビリテーション治療を行う。

2. 脳血管障害（各論）

脳卒中をきたす二大疾患としては，脳出血と脳梗塞があげられる。血圧のコントロールが十分に行えなかった頃には脳卒中の大部分は脳出血によるものであったが，最近では脳梗塞が原因のことが多くなった。脳ドックなどで無症候性脳梗塞と未破裂脳動脈瘤が発見されることも多くなった。

1 虚血性脳血管障害

神経細胞は虚血に対する耐性が弱く，短時間で梗塞に陥りやすい。したがって，治療は困難で，脳血管が閉塞をきたしたときには"therapeutic time window"がきわめて狭く，超急性期に行わなければ脳は梗塞に陥る。また，早期に閉塞を取り除けても，血流の再開通による出血性梗塞のリスクを伴う。このようなことから，虚血性脳血管障害は予防がことのほか大切である。

a. 病態生理

▶ 脳に虚血をもたらす病態で，脳血管障害の大半を占めるが，最近増加傾向にある。その原因としては，脳血栓症，脳塞栓症，全身性低血圧など血行力学的変化による脳虚血があげられる。

▶ 脳動脈が閉塞をきたしたときに，側副血行路を介して血液が供給されない場合には，その領域に脳梗塞を発生することになる。ウィリス動脈輪は側副血行路として大切な役割を担っている。内頸動脈の閉塞や全身血圧低下などで，動脈の還流領域の境界部に梗塞を生じることがあり，このような梗塞は動脈境界領域梗塞とよばれる。内頸動脈の閉塞好発部位は総頸動脈分岐部近傍である。大脳基底核部などを還流している穿通枝が閉塞すると，穿通枝梗塞という小さな梗塞（ラクナ梗塞）が発生する。

▶ 脳虚血状態が起こると，脳虚血細胞の変化のため組織修復プログラムが進行し活性酸素が過剰に産生され，いわゆる再灌流障害により出血や浮腫が起こり問題となる。

▶ 脳動脈瘤が破裂してくも膜下出血を起こしたときに，血管攣縮により脳梗塞を発生することがある。

表28　脳梗塞の鑑別診断

臨床症状	アテローム血栓性脳梗塞	ラクナ梗塞	心原性脳塞栓症
一過性脳虚血発作	多い	あり	少ない
発症様式	安静時，階段状・進行性	安静時，緩徐あるいは突発性	日中活動時，突発性
意識障害	あり	なし	あり
梗塞の部位・大きさ	前大脳動脈と中大脳動脈の境界領域など，まだら	大脳基底核部，小さい	中大脳動脈領域など，比較的大きい
基礎疾患	高血圧，糖尿病	高血圧，糖尿病	心疾患

b. 分類

▶ 臨床的には，アテローム血栓性脳梗塞（動脈硬化性で，太い主幹動脈に現れる），心原性脳塞栓症（心内血栓による脳梗塞で，心臓や血管に基礎疾患があれば若い人でも起こりやすい），ラクナ梗塞（細い動脈の動脈硬化により脳の深部に小さな梗塞ができる状態で，老人に多く症状は比較的軽い）の3つに分類するのが一般的である（**表28**）。

▶ 症状の持続時間により，一過性脳虚血発作（TIA）（24時間以内に症状が完全に消失），RIND（症状が3週間以内に消失），完成脳卒中（症状を残すもの）に分けることもある。

c. 症状

▶ 内頸動脈系障害の症状は，一肢または一側の運動麻痺・感覚障害，同名半盲などである。椎骨・脳底動脈系障害の症状は，四肢の運動麻痺・感覚障害，視力・視野障害，失調，めまい，複視，嚥下障害，構音障害などである。多発性閉塞例では，めまい，視力低下，記銘力低下，自発性欠如，認知症などを認める。

▶ 鎖骨下動脈盗血症候群は，椎骨・脳底動脈不全症を思わせる症状を呈する。

▶ ワレンベルグ（Wallenberg）症候群は，後下小脳動脈や椎骨動脈の閉塞が原因である。

▶ 大動脈弓症候群は，脈なし病，高安病などと同義で，大動脈弓が閉塞をきたすため，脳血管が起始部で閉塞するために脳虚血となる。

d. 診 断

▶ 脳血管に閉塞を認めたときには，側副血行路の状態を調べるために両側の頸動脈・椎骨動脈（4本の動脈）の血管撮影を行う必要がある。脳血管閉塞の直接所見として動脈の狭窄・閉塞を認めるが，間接所見として急性期には局所の自動調節の消失による局所充血のため，毛細血管紅潮，静脈の早期造影などを認める。最近では，MR血管造影（MRA）が従来の脳血管撮影に取って代わりつつある。SPECT, diffusion/perfusion MRIで断層像を得る。

e. 治 療

▶ 虚血性脳血管障害の手術療法としては，頭蓋外主幹脳動脈の閉塞性病変に対しては内膜剥離術（CEA）により血行再建を行う。頭蓋外-頭蓋内動脈バイパス術として，内頸動脈系の病変に対しては浅側頭動脈-中大脳動脈吻合（STA-MCA anastomosis），椎骨・脳底動脈系の病変に対しては後頭動脈-後下小脳動脈吻合（OA-PICA anastomosis）が行われる。梗塞が広範で急性脳浮腫が高度な場合には減圧術を行うことがある。

▶ 最近では，脳血管内治療により狭窄部をバルーンで拡張し，内腔にステントを留置することがある（p.161 解説③参照）。

解 説 ① 脳梗塞の急性期薬物療法

脳梗塞の治療も，病態解明と新しい治療薬の出現により大きく進歩した。そこで，これまでの臨床試験のエビデンスに基づき，最新の脳梗塞の治療法，主として急性期の薬物療法につき概説する。

[1] 急性期脳梗塞の病態生理と治療法

◆ 脳梗塞によって完全に障害されてしまった脳の神経細胞は，どのような治療によっても，元通りに機能を回復させることはできない。

◆ 発症後，数時間以上過ぎて神経細胞が完全に壊死に陥ってしまう（図21）と，梗塞周囲の虚血に陥った脳細胞を保護する薬剤の投与や再発を防ぐ治療が中心となる。すなわち，1. 脳血流回復のための治療，2. 脳浮腫を軽減させる治療，3. 脳を保護する治療，4. 再発予防の治療が主体をなす。

◆ 最近，シングルフォトン・エミッション・コンピュータ断層撮影（single photon emission computed tomography；SPECT），拡散・灌流MRI（diffusion/perfusion MRI）など画像診断の進歩と新しい治療薬の開発によって，脳梗塞を超早期（3～6時間以内）に正確な診断を下し適切な治療を行うと，よい治療結果が期待できるようになった。すなわち，脳血管が閉塞してから数時間の間なら，閉塞した血管を再開通させてやれば，脳梗

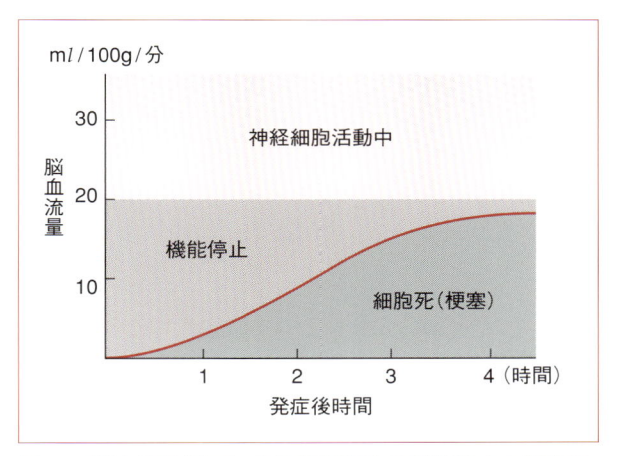

図21 脳血流量低下による神経細胞の機能停止と細胞死

塞を最小限に食い止めることができる。また，薬物で溶解できないような固い血栓で血管が閉塞している場合には，バルーンカテーテルを用いて血管を再開通させることも可能である。

[2]「脳卒中治療ガイドライン2004」（脳卒中合同ガイドライン委員会）による脳梗塞急性期薬物療法

- 各治療法にはそれぞれ治療効果が期待できる therapeutic time window があり，脳梗塞の急性期治療についてグレードA（行うよう強く勧められる）にランクされるのは，tPA静注による血栓溶解療法とアスピリンによる抗血小板療法の2つである。
- グレードB（行うよう勧められる）にランクされるのは，ウロキナーゼによる局所線溶療法，アルガトロバンによる抗凝固療法，オザグレルによる抗血小板療法，グリセロールによる抗脳浮腫療法，エダラボンによる脳保護療法，一側大脳半球梗塞に対する開頭外減圧術の6種類である。
- 低用量ウロキナーゼ，ヘパリン，マンニトールによる抗脳浮腫療法，血液希釈療法，高圧酸素療法，低体温療法，小脳梗塞に対する開頭外減圧術はいずれもグレードC1（行うことを考慮してよいが，十分な科学的根拠がない）にランクされている。
- ラクナ梗塞に対してエビデンスがある抗血小板薬は，現時点ではシロスタゾール（プレタール®）のみである。

[3] わが国の脳梗塞急性期治療

欧米に比べて薬剤選択肢が非常に多彩で，本邦でしか使用できない薬剤が少なくない。グリセロール（脱水薬），エダラボン（脳保護薬），オザグレル（血小板凝集抑制薬），アルガトロバン（抗凝固薬）などは日本で開発された薬剤である。各種の薬剤をうまく組み合わせれば，きめ細かい治療が可能となる。

〈1〉閉塞血管再開通療法（血栓溶解療法）
- 発症超急性期の最新療法として再開通療法（血栓溶解療法）が注目を浴びるようになった。これは血栓溶解薬であるtPAを注入して，詰まった血管を再開通させ，脳梗塞に陥りつつある梗塞巣と正常脳組織の中間に位置する"虚血性ペナンブラ（ischemic penumbra）"とよばれる領域（図22）の脳細胞を救おうとする治療法である。この治療法は脳塞栓症およびアテローム血栓性梗塞が対象で，ラクナ梗塞は対象とならない。
- 日本では，以前から局所線溶療法薬のウロキナーゼが発症より3日以内1日1回少量ずつ，7日間点滴していたが，本来の作用である血栓溶解によって閉塞血管を再開通させるのが目的でなく，梗塞に陥った脳の周囲の血液微小循環を改善することを期待しているだけで，治療効果はほとんどみられなかった。最近，発症6時間以内の投与の有効性が検討されている。
- 厚生労働省は2005年10月，米国で脳梗塞の治療薬として高い効果が確認され日本脳卒中学会など

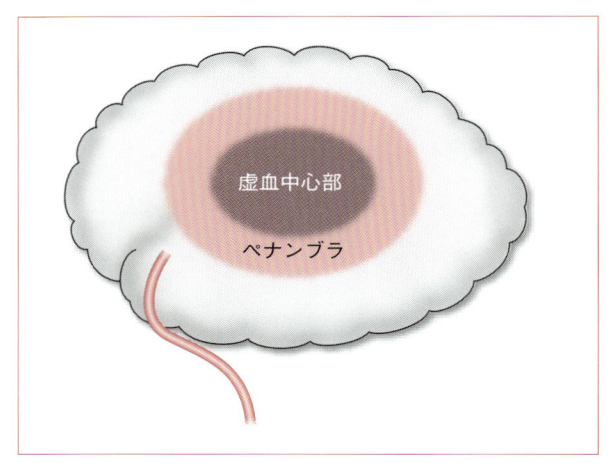

図22　虚血性ペナンブラ

が早期適用を強く求めていた血栓溶解薬tPA（グルトパ®，アクチバシン®）の保険適用を認める通知を出した．脳梗塞の発症後，早期に投与すれば約4割の患者が後遺症なく社会復帰できるとされている．発症から3時間以内の投与が有効であると強く推奨されている．血栓溶解療法には静脈内投与法と脳血管内治療による方法がある．

◆血栓溶解療法の最大の問題点と合併症は，治療後に5～15％に起こる脳出血（出血性梗塞）である．次のような場合にはそのリスクが高い．すなわち，発症から6時間以上過ぎている場合，高齢者（80歳以上），治療前の意識の状態が悪い場合，内頸動脈本幹の閉塞がある場合，CTにてごくわずかでも梗塞を疑う異常が認められる場合，脳血流検査で高度の血流の低下を認めた場合などである．

〈2〉その他の血流回復のための治療法

◆ヘパリンによる抗凝固療法は次のような場合にのみ適応される．すなわち，進行性に症状が悪化する場合，一過性脳虚血発作（TIA）を何度も繰り返す場合，頸動脈あるいは頭蓋内動脈に高度の狭窄がある場合，心原性脳塞栓症，椎骨脳底動脈系の脳梗塞，脳静脈洞・深部脳静脈の閉塞などがある場合である．

◆アルガトロバン（スロンノン®，ノバスタン®）の使用は発症より48時間以内の脳血栓症（アテローム血栓性脳梗塞）が対象とされており，1週間点滴する．しかし，ラクナ梗塞は適応外である．

◆抗血小板療法としては，アスピリン，チクロピジンの経口投与が行われる．しかし，tPAによる血栓溶解療法の終了後24時間以内は，脳出血の危険率を高めるため使用は避けるべきである．

◆血小板凝集抑制薬のオザグレル（キサンボン®，カタクロット®）は，発症後5日以内で心原性脳塞栓症以外の病型に適応がある．作用機序はアスピリンと類似するが，血小板凝集抑制だけでなく血管拡張による血流改善作用も併せ持つことから，特にラクナ梗塞に有効とされている．日本だけで使われている薬剤で，脳血栓症に対して発症後2週間，毎日点滴をする．

◆血液希釈療法は輸液によって，血液粘度を低下させ側副血行を介する血流をよくしようとする治療法で，低分子デキストランなどが用いられる．しかし，高齢者では心不全や脳浮腫の悪化などをきたすため注意が必要である．

〈3〉脳浮腫の治療

◆比較的太い血管が閉塞して広範囲に脳梗塞が広がった場合や，小脳の梗塞の場合などでは，脳浮腫の治療が重要となる．グリセロールあるいはマンニトールを，その症状の程度によって1日に数回投与する．高圧酸素療法による酸素の大量投与はある程度効果が認められるが，ステロイドの効果はいくつかの臨床試験で否定されているうえ，感染の危険性を高めるため使用はあまり勧められない．

⟨4⟩ 脳保護薬による治療法
◆ 脳保護薬エダラボン（ラジカット®）は，病型を問わず発症後24時間以内のすべての脳梗塞に有効とされ，機能予後の改善効果も期待されている。急性期脳梗塞に対する脳保護薬としては世界で初めて認可された薬剤である。傷害された脳細胞や脳血管から放出される活性酸素（フリーラジカル）を抑えて，脳梗塞の増悪を防ぐ作用があるとされている。
◆ カルシウム拮抗薬（ニモディピン/日本では未承認）は，くも膜下出血後の脳血管攣縮による脳梗塞には効果があることが証明されている。しかし，急性期脳梗塞に対する効果に関しては，多くが否定的である。

⟨5⟩ 低体温療法（低脳温療法）
◆ 脳の温度を3～5℃低くする軽度低体温療法は，脳梗塞の動物実験で神経細胞の保護効果があることが報告されており，最近，一部の施設において，人の脳梗塞に対しても実際に行われるようになった。しかし，その有効性はまだ確立されていない。
◆ この療法は意識障害を伴う重症の脳梗塞に限られ，発症より6時間以内の超急性期に開始する必要がある。しかし，低体温により肺炎などの感染症のリスクが増すなど，全身的な合併症の発生頻度が高くなる。
◆ 低体温中は全身麻酔が必要であるうえ，集中治療室で多くの薬剤と人員を要し，医療費が高額となることから，設備の整った一部の施設でしか行えない。この治療の対象となる患者数と高額な医療費などを考えると，一般的な治療とはなり得ないであろう。

［4］脳梗塞慢性期の再発予防
◆ 危険因子の管理と抗血栓療法が必要である。危険因子として，高血圧，糖尿病，高脂血症，喫煙があげられるが，今回のガイドラインでは，高血圧（降圧療法は推奨グレードA）以外の多くの危険因子は十分なエビデンスが確立されていない。
◆ 心原性脳塞栓症の再発予防は，ワルファリンカリウムの投与が第一選択でグレードA，ワルファリン禁忌の患者のみアスピリンなどの抗血小板薬を投与する（グレードB）。

2 出血性脳血管障害

> 脳出血は出血部位から脳内出血と脳表出血（主としてくも膜下出血）の2つに大別される。脳内出血をきたす代表的疾患が高血圧性脳出血で，くも膜下出血をきたす代表的疾患が破裂脳動脈瘤である。そのほかの疾患は脳内出血あるいはくも膜下出血，ときに両方の出血を合併する。

a. 高血圧性脳出血（脳内出血）

①原因
▶ 脳出血の原因としては高血圧性脳出血が最も多い。その他，血液疾患による出血傾向，外傷，脳アミロイド血管症（cerebral amyloid angiopathy；CAA）などがあげられる。

▶ 高血圧性脳出血は，高血圧のため血性蛋白が漏出し小動脈の中膜壊死（angionecrosis）が起こり，血管壁がもろくなって微小動脈瘤が形成され，それが破裂することにより起きるとされている。

▶ 70歳以上の高齢者で多発性の皮質下出血をきたす原因は，脳アミロイド血管症（CAA）によることが多い。

②病態生理
▶ 脳実質内に出血が起きると，脳内に血腫ができる。大きい血腫であれば，周囲脳を圧迫するため脳浮腫が発生する。脳浮腫は頭蓋内圧を亢進し脳ヘルニアをきたすことがあり，悪循環の結果，脳幹（呼吸中枢）を圧迫し死に至る場合もある。

③好発部位（図23，表29）
▶ 脳出血が起こりやすい部位としては，被殻出血（40％），視床出血（30％），皮質下出血（10％），橋出血（10％），小脳出血（10％）の5つが知られている。

▶ 脳出血は大脳基底核部に起こりやすい。なかでも被殻出血（図24）は内包後脚の外側で起こるので外側型出血とよばれるのに対し，視床出血は内包後脚の内側で起こるので内側型出血とよばれることがある。脳室に近い視床出血や橋出血では，血腫が脳室穿破し脳室出血を起こすことがある。

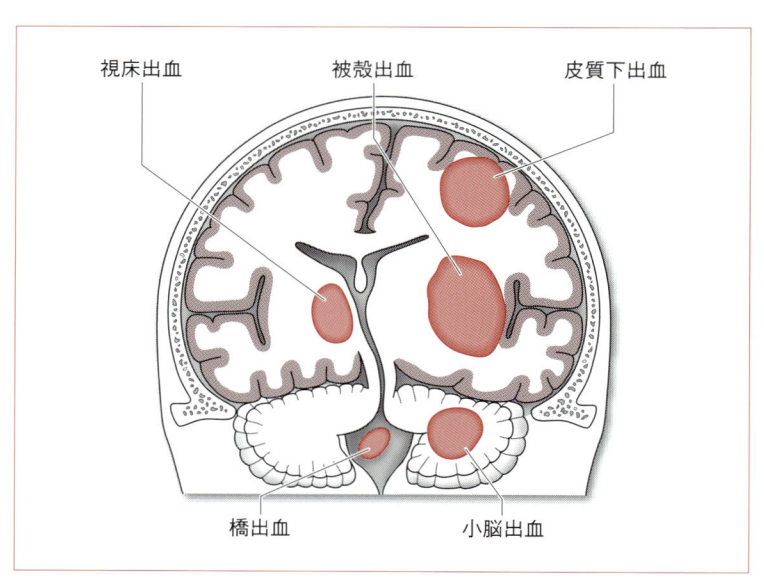

図23　脳出血の好発部位

表29 脳出血の鑑別診断

臨床症状	被殻出血	視床出血	小脳出血	橋出血	大脳皮質下出血
意識障害	少ない	少ない	なし	あり	なし
運動麻痺	片麻痺	片麻痺	なし	四肢麻痺	少ない
顔面神経麻痺	反対側,中枢性	反対側,中枢性	同側,末梢性,軽度	同側,末梢性	反対側,中枢性,軽度
感覚障害	あり	あり	なし	あり	あり
瞳孔	正常	小,左右不同,対光反射なし	小,左右不同,対光反射あり	縮小,対光反射あり	正常
偏視	水平共同偏視（病巣側）	下方への偏視	水平共同偏視（病巣反対側）	なし	なし
痙攣	少ない	なし	なし	なし	あり
嘔吐	少ない	少ない	強い,反復性	あり	少ない

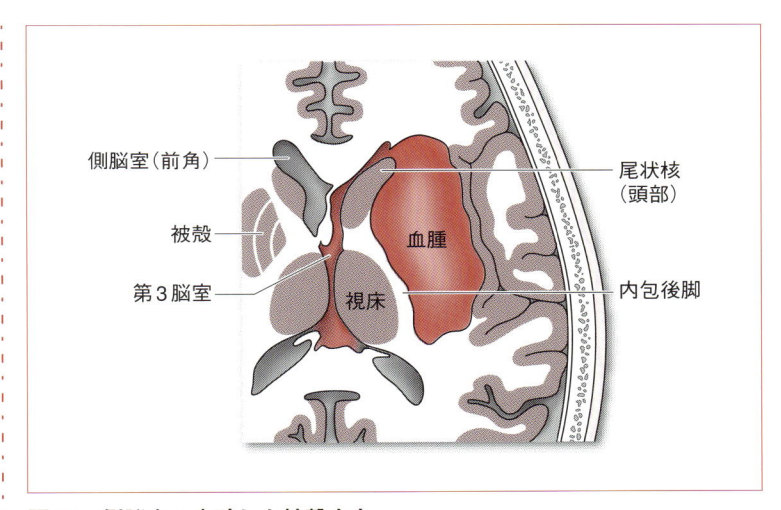

図24 側脳室へ穿破した被殻出血

④治療

▶血腫が小さいときには保存的に治療する。被殻出血で血腫が大きいときには，開頭により血腫を除去し，亢進した頭蓋内圧を減じ，頭蓋内圧亢進の悪循環を絶つ必要がある。

▶視床出血や脳幹出血など開頭術により血腫を除去できない部位の出血に対しては，CT下に定位脳手術により血腫を除去すること

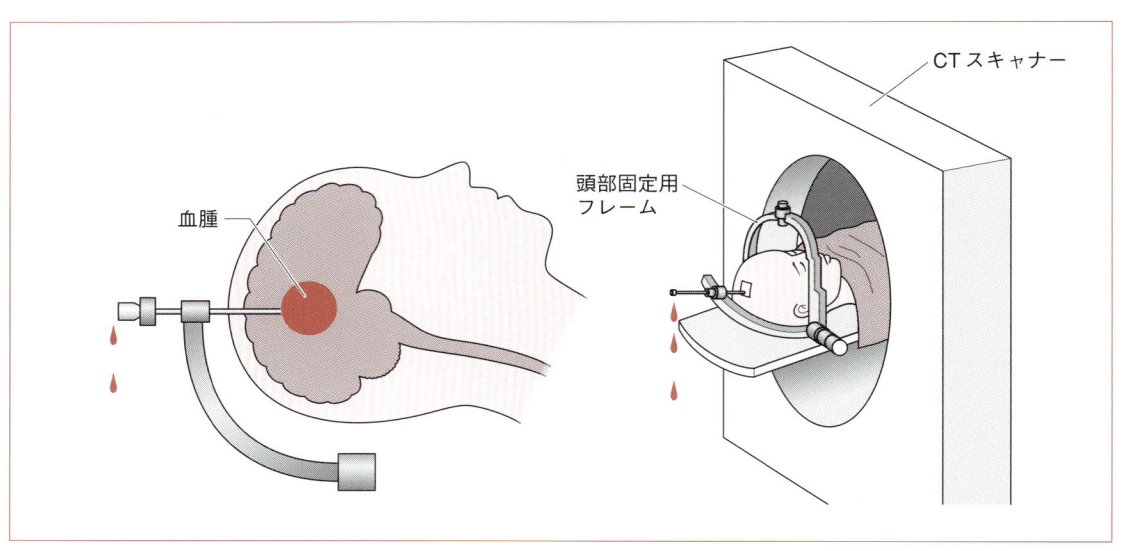

図25 定位的脳内血腫吸引除去術

がある（**図25**）。

b. くも膜下出血

①原因
▶くも膜下出血は脳血管障害の約10%を占める。原因は大部分が脳動脈瘤破裂だが、そのほかの原因としては、脳動静脈奇形の破裂、もやもや病などがあげられる。

②脳動脈瘤の好発部位
▶脳底部の動脈（p.20 図10参照）、特にウィリス（Willis）動脈輪前半部の動脈分岐部に90%近くの動脈瘤が発生する。すなわち、前交通動脈分岐部（Acom）、内頸動脈-後交通動脈分岐部（IC-PC）、中大脳動脈分岐部（MCA trifurcation）に好発する。これらの分岐部では動脈壁の中膜や内弾性板が断裂しているため、そこに高血圧が加わるなどして壁が囊状に膨らみ動脈瘤を発生する。

③病態生理
▶脳動脈瘤の破裂によるくも膜下出血は再出血をきたしやすいので、患者の状態が許せば早期手術が行われる。重症の場合には、出血後4日から2週間の間に脳血管攣縮（vasospasm）が起こり、ネッククリッピング（**図26**）がうまく行っても予後が不良となる

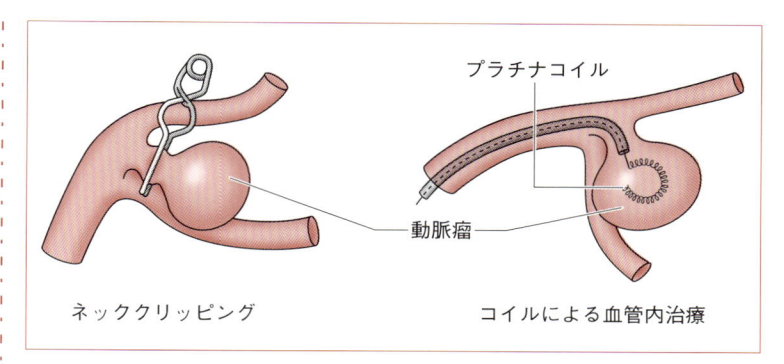

図26 脳動脈瘤の治療法

ことが多い。したがって，重症のくも膜下出血に対しては，早期手術を行わず，患者の状態が落ち着いてから待機手術を行うことがある。

▶くも膜の癒着が強いと，髄液循環障害のため慢性期に正常圧水頭症（NPH）をきたすことがある。

④脳動脈瘤の治療
▶開頭術による脳動脈瘤ネッククリッピング，または脳血管内治療によるプラチナコイルによる瘤内閉塞が行われる（図26）。

c. 脳動静脈奇形（AVM）

①病態生理
▶動脈と静脈とが毛細血管を介さず直接吻合してしまう奇形で，吻合部にはさまざまな太さの異常血管が集合している〔この部をナイダス（nidus）とよぶ〕。動脈（流入動脈）の高い圧を壁の薄い静脈（流出静脈）が直接受けてしまうため吻合部の静脈部分が囊状に拡張し，破裂し出血することがある。

▶AVMは大脳半球表面に存在することが多く，男性に多く発生する。若年性脳卒中の原因となる。

②治療
▶AVMは脳動脈瘤より破裂しにくい。したがって，検査により緊急を要さないと判断された場合は保存的治療で経過を観察することがある。

▶AVMの観血的治療は，開頭術による摘出である。AVMが小さいとき，あるいは深部にあり手術的に到達が困難な部位のものには，定位放射線治療（p.160 解説②を参照）を行う。

d. もやもや病〔ウィリス（Willis）動脈輪閉塞症〕

①病態生理
▶原因不明で，まれな疾患である。日本に多い。両側内頸動脈末梢部の狭搾・閉塞とそれに伴う側副血行路の発達で脳底部に異常血管（もやもや血管）がみられる。

②分類
▶発症年齢によって2つの型に分類される。

▶若年型は1歳〜15歳に発生し，5歳頃にピークがある。一過性脳虚血発作（TIA）型，すなわち意識障害，麻痺，痙攣などの発作が起こり24時間以内に回復することが多い。しかし，これらの発作を繰り返すことにより神経症状，知能低下や精神症状を呈することがある。

▶成人型は16歳以上に発生し，30〜40歳にピークがある。くも膜下出血や脳出血を起こすことが多い。

③治療
▶まだ治療法が確立していないので，保存的治療が主体をなす。若年者では病期が進み，広範な多発性脳梗塞に陥ると脳虚血発作がみられなくなる。

▶脳虚血発作に対して浅側頭動脈-中大脳動脈吻合術（STA-MCA anastomosis）を行うことがある。

第 7 章

神経外傷

1. 頭部外傷（脳損傷）
2. 脊髄損傷

1. 頭部外傷（脳損傷）

頭部外傷は，外力が頭部に加わり頭蓋骨折，脳損傷をきたすことである。頭部の外傷患者には，他の部位の骨折や内臓損傷を合併している場合が多いことに注意すべきである。

1 受傷機転

▶ 受傷機転は，一次損傷（脳挫傷とびまん性軸索損傷）と二次損傷（頭蓋内と全身性）からなる（表30，31）。

▶ 脳損傷は限局性あるいは局所性損傷と，全般性損傷（びまん性損傷）からなる。限局性（局所性）損傷は，直撃損傷（coup injury）と反衝損傷（contre-coup injury）による。全般性損傷は，回転損傷（加速減速損傷）により脳に剪断応力（shearing strain）が加わることによる（図27）。

▶ 頭蓋内二次損傷としては，急性硬膜下血腫，急性硬膜外血腫，外傷性くも膜下出血，脳内血腫などがある。全身性二次損傷は，全身が低酸素血症，低血圧をきたしたときに脳が虚血に陥ることで生じる。

- 急性硬膜外血腫の出血源は骨折による中硬膜動脈の破綻が多く，意識の清明期を経て症状が出現することが多い。
- 急性硬膜下血腫は重症頭部外傷により起こり，同時に脳挫傷を伴うことが多く，架橋静脈や脳表の動・静脈の断裂が出血源となる。
- 急性脳内血腫は脳挫傷や硬膜下血腫に合併することが多い。ときに数時間以上たって脳挫傷部に発生することがある（遅発性脳内血腫）。
- 慢性硬膜下血腫は，高齢者の軽微な頭部外傷後に起こる。

表30 頭部外傷による脳損傷

	一次損傷	二次損傷
局所症状	挫傷，裂傷	血腫，感染
びまん性損傷	振盪（しんとう）	腫脹，低酸素症

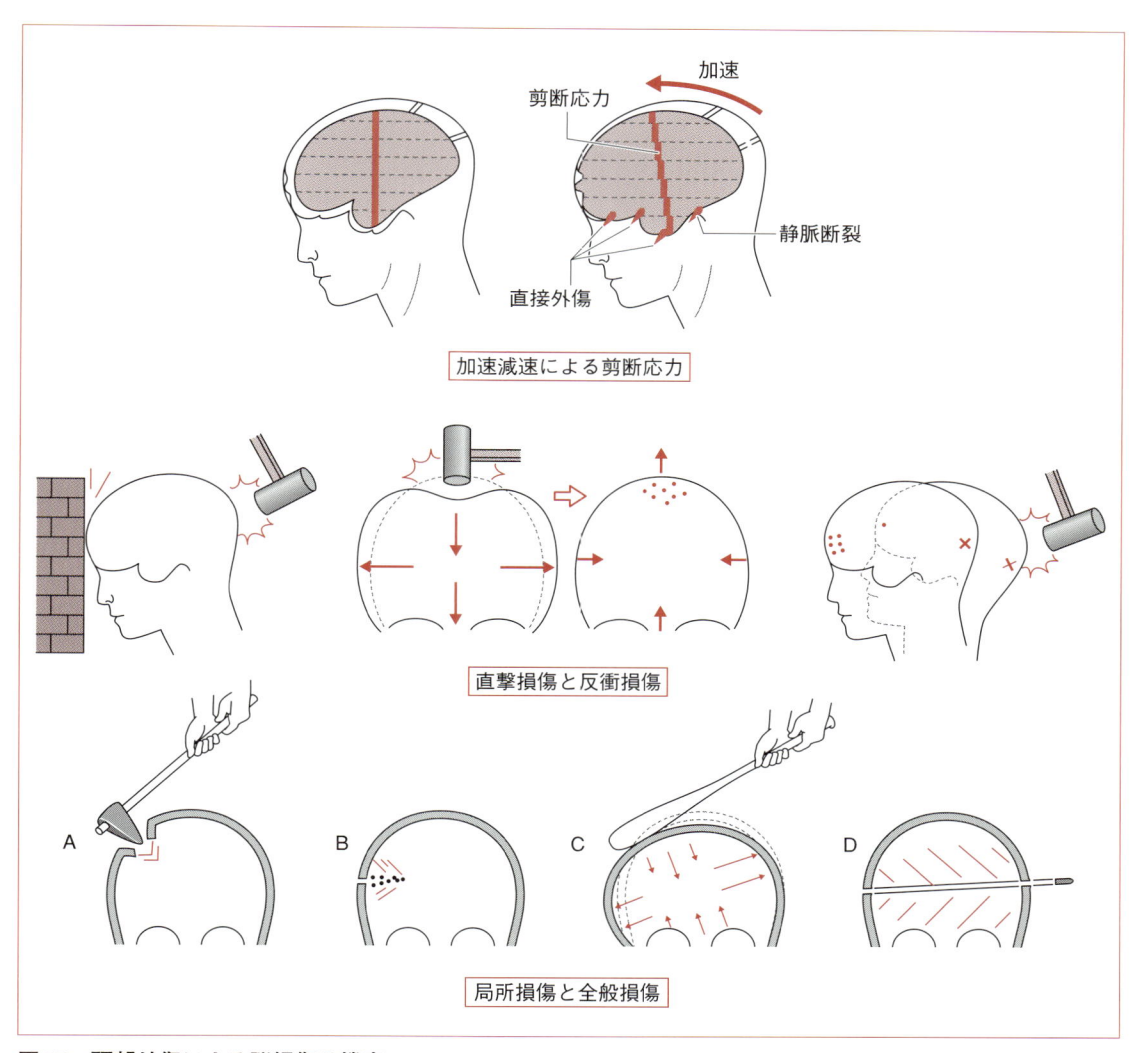

図27 頭部外傷による脳損傷の機序

2 頭部外傷による死亡原因

▶頭部外傷による死亡原因の約70％は脳ヘルニアによる二次的脳幹圧迫（その大半は頭蓋内出血）である。残りの約30％は一次的脳幹損傷，広範な脳損傷，合併症による。

3 頭部外傷の分類

▶意識障害と脳損傷の程度から，次のように分類される。

・脳振盪：一過性（6時間以内）の意識喪失。局所症状を伴わない。
・脳挫傷：6時間以上の意識喪失。局所神経症状を伴う。一次

　　　　損傷，二次損傷による脳実質の挫滅損傷。
- 脳圧迫：二次損傷（脳内血腫，頭蓋内血腫）や陥没骨折などによる脳圧迫で，脳挫傷と合併することが多い。

▶荒木の分類（非穿通性頭部外傷急性期重症度分類）は次の4型からなり，頭部外傷の初期診療に有用である。

- 第1型（単純型，無症状型）：意識喪失がなく，脳からの症状がまったくない。
- 第2型（脳振盪型）：意識障害が一過性で，通常受傷後6時間以内（多くは2時間以内）に消失し，脳の器質的損傷を思わせる症状がない。
- 第3型（脳挫傷型）：受傷直後から意識障害が6時間以上持続するか，脳局所症状や脳の器質的損傷を思わせる症状がある。
- 第4型（頭蓋内出血型）：受傷後清明期があり，時間が経つとともに意識障害および局所症状が現れる。

4 病態生理

▶脳が挫傷すると脳血管運動麻痺が起こり脳腫脹をきたす。また，血管壁の透過性が亢進すると脳浮腫をきたす。これらの病態が進行・持続すると頭蓋内圧亢進をきたし，脳ヘルニアを起こすことになる。なお，脳ヘルニアで動眼神経が圧迫されると一側（同側）の瞳孔散大をきたす。

▶全般性損傷（びまん性軸索損傷）では，頭蓋内亢進がみられないのに重篤な意識障害をきたすことが多い。

5 症候

▶運動・感覚障害，運動失調，構音障害，高次脳機能障害，健忘症，てんかん，心理行動面での障害などがみられる。

6 頭部外傷による主な頭蓋・頭蓋内損傷（表31）

▶急性硬膜外血腫，急性硬膜下血腫，脳挫傷，脳内血腫，びまん性軸索損傷，頭蓋底骨折（錐体骨骨折と顔面神経損傷，髄液漏），慢性硬膜下血腫，小児の頭部外傷（ダービーハット型骨折，進行性頭蓋骨折）などがあげられる。

7 診断

▶CT，MRIより，浮腫，挫傷，血腫の鑑別ができる。遅発性の病変を見逃さないことが大切で，そのためには症状を観察しつつ適

表31 頭部外傷による脳損傷の分類

局所性脳損傷	硬膜外血腫 硬膜下血腫 脳挫傷 脳内血腫
びまん性脳損傷	軽症脳振盪 古典的脳振盪 びまん性軸索損傷 （軽度，中等度，重度）

（Gennarelli, T.A.による）

宜CT，MRIを再検査しなければならない。

8 治療

▶一次損傷に対しては，神経細胞保護を目的とする低体温療法を行うことがある。

▶二次損傷に対しては，脳組織の損傷拡大の予防と，亢進した頭蓋内圧の減圧を目的として血腫除去，脳浮腫の処置を行う。

▶続発性合併症（感染など）や，合併する多臓器外傷に対する治療が必要なことがある。

▶頭部外傷重症例に対しては，呼吸管理，水分・電解質の管理，全身血圧の調節，頭蓋内圧亢進に対する治療（過換気，ステロイド，脱水療法，バルビツレート療法など），低体温療法などが行われる。

▶神経症候に対しては，リハビリテーションを行う。

2. 脊髄損傷

脊髄損傷は若い世代に発生することが多く，重篤な機能障害が生じるため大きな社会問題となる。外力により急性脊椎損傷をきたすと，脊椎骨，関節，靱帯などの脊柱構造物の損傷，挫滅，血腫などによる脊髄への圧迫，虚血などのために脊髄が損傷される。

1 機序と病態生理

▶ 脊柱の過屈曲，過伸展，過度の回転などによる脊椎の骨折・脱臼により脊髄が損傷される。

▶ 脊髄損傷後の神経機能不全は，脊髄振盪によるときは短期間，挫傷・出血による脊髄圧迫のときは長期間，脊髄裂傷・離断によるときは永久に続く。挫傷の場合，硬膜内圧が上昇するにつれ脊髄が急激に浮腫で腫脹し，数日間で重度の機能不全が起こることがある。脊髄出血は頸髄中心灰白質に限局されることが多い。下位運動ニューロン障害のための筋力低下は，しばしば近位に起こり，痛覚，温度覚が選択的に障害される。

2 脊椎損傷

▶ 脊椎損傷が疑われる場合には，脊髄がさらに損傷されるのを防ぐために，体を動かしても安全かどうかを必ず確認する必要がある。負傷者を動かす際に，不適切な取り扱いがさらなる脊髄損傷を起こし，四肢麻痺や死亡に至らしめることがある。

▶ 脊椎の特殊な骨折として，ジェファーソン（Jefferson）骨折（＝環椎骨折），ハングマン（hangman）骨折（＝軸椎骨折），チャンス（Chance）骨折（＝シートベルトによる腰椎の水平骨折）などが知られている。

3 分類

▶ 閉鎖性損傷と開放性損傷，安定損傷と不安定損傷の分類のほかに，重症度から脊髄震盪，脊髄挫傷，脊髄裂傷，脊髄断裂に分類されることがある。

4 神経症状

▶ 脊髄の完全横断損傷では，C_1〜T_1で四肢麻痺，T_2以下で対麻痺が起こる。麻痺の程度は，フランケル（Frankel）分類を用いることが多い。

- 自律神経症状としては，排尿障害〔核上型神経因性膀胱（球海綿体反射，肛門皮膚反射陽性）と核下型神経因性膀胱（球海綿体反射，肛門皮膚反射陰性）〕，発汗障害（体温調節困難），自律神経過反射〔血圧上昇，頭痛，徐脈（頻脈），発汗，かすみ目，鼻閉，顔面紅潮，立毛など〕などがみられる。

- 脊髄機能の部分的消失をきたすものとしては，ブラウン・セカール（Brown-Sequard）症候群（⇒脊髄半切損傷），脊髄前部症候群，脊髄中心症候群，脊髄後部症候群，脊髄後部挫傷症候群（後根あるいは後角の刺激症状）などが知られている。

5 診断

- 臨床症状を手がかりにして脊髄損傷のレベルが診断できる。すなわち，主要筋肉と感覚レベルを調べ，機能の残存位置を把握することにより脊髄の障害のある部位（レベル）の診断を行うことができる。

- 急性横断脊髄損傷では，直後から弛緩性麻痺と自律神経機能も含むすべての感覚と反射が損傷レベルより下で消失する（脊髄ショック）。弛緩性麻痺は，下行性抑制の喪失のために正常な伸展反射が過大になり，数時間から数日にわたって次第に痙性対麻痺へと移行する。その後，腰仙髄が損傷されていなければ，屈筋のスパズム（攣縮）が現れ，深部腱反射と自律神経反射は回復する。不完全損傷では，運動・感覚機能が部分的に低下する。感覚障害は，どの神経路が損傷を受けるかにより異なる。後索の損傷では，位置・振動覚，触覚が障害を受け，脊髄視床路の損傷では，痛・温度覚，触覚が障害を受ける。脊髄の半側切断（ブラウン・セカール症候群）では，損傷部位より下の患側痙性麻痺と位置覚の消失，反対側の痛・温度覚の消失を生じる。

- 補助診断法として，腰椎穿刺，ミエログラフィ，脊椎CT，MRIなどが行われる。

6 経過と予後

- 受傷直後は脊髄ショックのためすべての反射が抑制されるが，回復期に入ると無傷の脊髄の回復がみられ，慢性期になると抑制が解放され反射が亢進するようになる。

- 脊髄のなかで完全に切断（または変性）した神経は回復しないため，機能不全は通常，永久的である。圧迫された脊髄では，その機能はしばしば回復する。損傷後1週間の間に運動・感覚機能が戻れば，順調な回復が予想される。6か月以降に残存している機能不全は永久的のことが多い。

- 馬尾はすべてが損傷を受けることはほとんどないので，運動・感覚機能不全は部分的である。しかし，排尿や腸機能，男性の陰茎勃起機能，女性の性的反応は，すべて脊髄円錐が関与するので，制御する反射弓が損傷を受けると，反射的排尿も不能となる。馬尾の損傷が腰仙椎のどの部位で起こっても，永続的な陰萎になったり，膀胱・直腸の括約筋を制御できなくなったりすることがある。

- 馬尾症候群は，両下肢の脱力と感覚消失，強い神経根痛，サドル状感覚消失，尿失禁などからなり，緊急手術を要することが多い。

7 治療と社会復帰

- 治療の基本は，症状の悪化を防ぎ，予防することである。脊椎が不安定な場合には，固定器を使ったり，手術的に内固定したりする必要がある。状態が安定したら，社会的・経済的復帰のためなるべく早く経験豊かなスタッフによるリハビリテーションを開始すべきである。

- 急性期には，頸部の固定，クラッチフィールド（Crutchfield）頭蓋直達牽引，減圧椎弓切除術，頸椎の整復・固定，脊髄浮腫に対する治療，脊髄微小循環改善（低分子デキストラン静注）などを行う。外傷後8時間以内に大量のステロイドを投与すると機能予後が改善されることが実証され，スタンダードな治療として施行されている。外科的に脊髄への圧迫を除くことが，外傷性の脊髄損傷に効果があるかどうかは疑問だが，不完全な神経欠損の患者では，ときに手術によって効果が期待できることもある。

- 全身管理として，排尿・排便管理と尿路感染予防，呼吸管理と気道感染予防，起立性低血圧の管理，褥瘡の予防・治療などを行う。麻痺患者を2時間おきに体位交換する（必要であれば，圧力のかかる部位を前後左右に移動できるストライカー枠を用いる）。

▶急性期を過ぎたら，早くリハビリを開始する。リハビリテーションでは，残存機能，残存能力を最大限に引き出す。最大のADL遂行のため，高位レベルに最適な自助具，補装具，日常生活用具の利用と環境を調整し，社会福祉資源を活用する。車椅子の必要な人もより多く重要な仕事につける機会・環境を作っていかねばならない。患者は将来に対する夢や希望を失ってしまう場合も多く，心のケアも極めて重要である。ほとんどの患者が陥る重度のうつ状態を克服させなければならない。

第8章

頭蓋内腫瘍（脳腫瘍）

1. 総論
2. 各論

1. 頭蓋内腫瘍（総論）

頭蓋内のあらゆる組織から発生する腫瘍を脳腫瘍と総称する。脳には上皮が存在しないので，癌（悪性上皮性腫瘍）は発生しない。しかし，他臓器の癌が脳に転移することはある。原発性脳腫瘍はどの年齢にも発生し，年間1万人に約1人の割合で発生する。

1 分類

▶広義の脳腫瘍は頭蓋内原発腫瘍を，狭義の脳腫瘍は脳原発腫瘍を指すが，一般的には脳腫瘍といえば広義の脳腫瘍をいう（表32）。

▶脳腫瘍は次のように分類するのが一般的である。
1. 神経上皮組織腫瘍：神経膠腫（glioma）が主体
   - 星細胞腫（astrocytoma），神経膠芽腫（glioblastoma）（77%）
   - 乏突起神経膠腫（oligodendroglioma）（5%）
   - 上衣腫（ependymoma）（3%）
   - 神経細胞性腫瘍と混合性腫瘍（neural & mixed neuronal-glial tumors）
   - 神経芽腫（neuroblastoma）
   - 髄芽腫（medulloblastoma），未分化神経外胚葉性腫瘍（PNET）（4%）
2. 末梢神経腫瘍：神経鞘腫（schwannoma）
3. 髄膜腫瘍：髄膜腫（meningioma）
4. リンパ腫造血器腫瘍：悪性リンパ腫（malignant lymphoma）
5. 胚細胞腫瘍（germ cell tumor）：胚芽腫（germinoma）

表32　脳腫瘍の発生母地による分類と特徴

腫瘍	特徴
神経膠腫	神経膠細胞（グリア）から発生する
神経鞘腫	脳神経の神経鞘から発生する
髄膜腫	脳円蓋部と頭蓋底部の髄膜に好発する
下垂体腺腫	下垂体ホルモンの分泌低下・亢進をきたす
松果体部腫瘍	胚細胞腫と松果体細胞腫が発生する
先天性腫瘍	胎児期の遺残・迷入組織から発生する
血管性腫瘍	小脳（血管芽腫），大脳半球（血管腫）に発生する
転移性腫瘍	肺癌からの転移が1/3以上を占める

6. トルコ鞍部腫瘍：下垂体腺腫（pituitary adenoma），頭蓋咽頭腫（craniopharyngioma）など

▶神経膠腫は脳腫瘍の3分の1を占める。そのうちの成人にできる神経膠芽腫と小児の髄芽腫が最も悪性度が高く，転移性脳腫瘍とあわせて悪性脳腫瘍とよぶ。脳外に発生する腫瘍は脳腫瘍の1/3を占め，多くは良性脳腫瘍である。これには，髄膜腫，下垂体腺腫，聴神経鞘腫などがある。

2 好発部位

▶脳腫瘍はその種類によって，好発部位がある（図28，表33）。

3 症状

▶脳腫瘍の症状は，占拠効果と局所症状からなる。局所症状は発生部位ごとに異なる。脳腫瘍に共通してみられる性質は，症状が進行するということである。脳腫瘍による症状発現の機序は，頭蓋内圧亢進，脳の偏位，痙攣発作による。大脳の前頭葉など，いわゆる無言野に発生する腫瘍では，症状が現れないこともある。

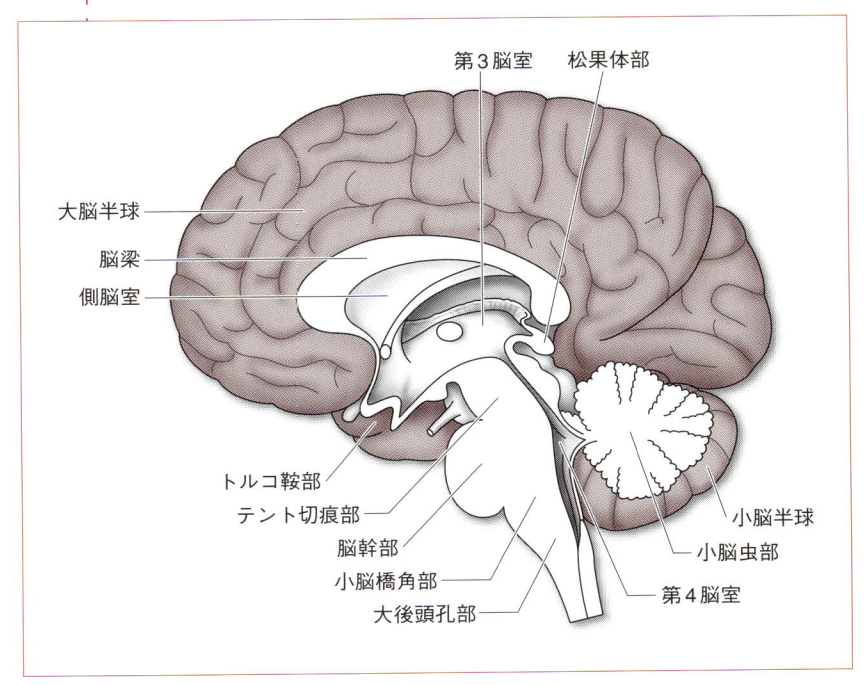

図28　脳腫瘍の好発部位

表33 脳腫瘍の好発部位と腫瘍の種類

好発部位	腫瘍
大脳半球	神経膠腫，髄膜腫，転移性腫瘍
側脳室	上衣腫，髄膜腫，脈絡叢乳頭腫
脳梁	神経膠腫，脂肪腫
トルコ鞍部	下垂体腺腫，頭蓋咽頭腫
第3脳室	コロイド嚢胞
松果体部	胚芽腫，奇形腫
テント切痕部	髄膜腫
小脳虫部	髄芽腫
第4脳室	上衣腫
小脳半球	星細胞腫
脳幹部	神経膠腫
テント下脳実質外，小脳橋角部	聴神経鞘腫，髄膜腫，脊索腫
大後頭孔部	髄膜腫，神経鞘腫

4 診 断

▶CT・MRIで脳腫瘍を観察すると，組織診断はできないものの，各腫瘍の好発年齢，好発部位，性差，特異的画像所見などから組織診断に迫ることが可能である。

▶小児の脳腫瘍の特徴としては，男児のほうが女児より発生率が高い。テント下腫瘍が多く（小脳に30％が発生する），正中線に沿って発生する腫瘍が多い。組織型では神経膠腫（髄芽腫，星細胞腫，上衣腫），頭蓋咽頭腫，奇形腫が多い。

▶年齢・部位別にみると，小児から思春期（1〜20歳）には，大脳半球腫瘍（上衣腫，視神経膠腫，頭蓋咽頭腫），小脳腫瘍（髄芽腫，星細胞腫），松果体腫，脳幹神経膠腫が多い。青年期（20〜39歳）には，大脳半球の神経膠腫（星膠細胞腫，乏突起神経膠腫），髄膜腫，下垂体腺腫，神経鞘腫，小脳血管芽腫が多い。中年期以降（40歳〜）には，神経膠芽腫，転移性腫瘍，髄膜腫，神経鞘腫が多い（図29）。

▶脳室に発生する腫瘍としては，上衣腫（特に小児の第4脳室に好発），髄芽腫（小脳虫部に好発し，播種により脳室やくも膜下に

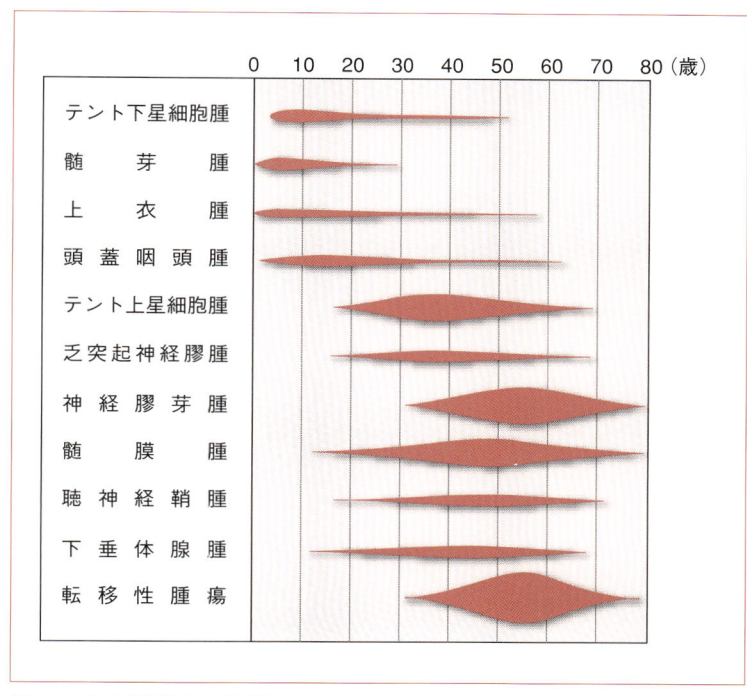

図29 主な脳腫瘍の好発年齢

広がる），中枢性神経細胞腫（central neurocytoma：大脳中心部に発生し，側脳室内腫瘍となる）などがある。

▶ 石灰化しやすい腫瘍としては，髄膜腫，乏突起神経膠腫，上衣腫，頭蓋咽頭腫，奇形腫，類皮腫，脳梁脂肪腫などがある。

▶ 腫瘍内に出血しやすい腫瘍としては，下垂体腺腫，神経膠芽腫，絨毛癌，悪性黒色腫などがある。

5 治療

▶ 良性腫瘍の多くは，顕微鏡下で全摘出が可能である。悪性腫瘍では，腫瘍をできる限り摘出して頭蓋内圧亢進症状を除き，放射線療法，化学療法を併用する。

▶ 最近，手術的に到達が困難な腫瘍や，3cm以下の小さい腫瘍，手術で取り残した腫瘍，術後再発腫瘍などに対して，ガンマナイフを代表とする定位放射線治療が行われるようになった。

2. 頭蓋内腫瘍（各論）

主な頭蓋内腫瘍の好発部位と悪性度を知ることにより，患者の神経学的欠損症状の理解と予後予測に役立てることができる。

1 神経膠腫（glioma）

▶ 星細胞腫をいくつかの型に分類することがある。

・びまん性星細胞腫（29％）
・未分化（退形成）星細胞腫（17％）
・（多型）膠芽腫（31％）
・毛様細胞性星細胞腫
・多形黄色星細胞腫
・上衣下巨細胞性星細胞腫

▶ 星細胞腫の組織学的特徴〔核異型，分裂像（mitosis），血管内皮増殖，壊死〕から，次の4つに分類することがある。

Grade 1：上記の特徴がひとつもみられない
Grade 2：特徴がひとつだけ
Grade 3：特徴が2つみられる
Grade 4：3つまたは4つの特徴がみられる

▶ 多型膠芽腫はグリア（神経膠細胞）の腫瘍のなかで最も悪性度が強く，頻度が高い（神経膠腫の約30％）。成人の大脳半球，特に前頭葉や側頭葉に多い。浸潤性に発育し，脳梁を介して反対側半球へ伸展する。また脳室系，くも膜下腔へ播種することがある。

▶ 乏突起神経膠腫は成人の大脳白質に好発し，半数の症例で石灰沈着がみられる。

▶ 上衣腫は小児の脳室（特に第4脳室）に発生することが多く，脳室内に突出して腫瘤を形成し，水頭症の原因ともなる。

▶ 髄芽腫は小児の悪性腫瘍で，小脳虫部に好発し，第4脳室に浸潤し水頭症を起こし，脳脊髄液を介してくも膜下腔や脊髄腔，脳室に播種をきたしやすい。

- ▶ 未分化神経外胚葉性腫瘍（PNET）は一般に小児に頻発する未分化な悪性脳腫瘍で，テント上に発生したものの総称である。小児に好発する小脳虫部腫瘍は特に髄芽腫とよぶ。

- ▶ 神経細胞由来腫瘍（神経細胞性腫瘍と混合性腫瘍）は非常にまれで，神経細胞腫（neurocytoma），神経節細胞腫（gangliocytoma），神経節膠腫（ganglioglioma）などが知られている。

- ▶ 中枢性神経細胞腫（central neurocytoma）は大脳中心部に発生する側脳室腫瘍で，非常にまれな腫瘍である。若年成人に発生するが悪性度は低く，予後は比較的良好である。

2 髄膜腫（meningioma）

- ▶ 髄膜のくも膜細胞（meningocyte）由来の良性腫瘍である。脳硬膜傍矢状部や小脳橋角部などに好発する。中年女性に好発し，発症頻度も神経膠腫についで多い。

- ▶ 画像診断上，血管周皮細胞腫（angiopericytoma）との鑑別が困難なことがある。

- ▶ 通常，全摘出により治癒できるが，頭蓋底の大きな髄膜腫では重要な血管や神経を巻き込んでいることが多く，亜全摘に終わらざるをえないこともある。

3 神経鞘腫（schwannoma）

- ▶ 末梢神経の髄鞘を形成するシュワン細胞に由来する良性腫瘍で，多くは脊髄神経根の神経鞘（聴神経または三叉神経）から発生する。第8脳神経に発生したものは聴神経鞘腫ともいう。小脳橋角部腫瘍の約80%を占める。中高年女性の小脳橋角部に好発する。

- ▶ 鑑別すべき小脳橋角部腫瘍としては，髄膜腫，類上皮腫，くも膜嚢胞などがあげられる。

- ▶ 聴神経鞘腫は被膜に覆われて存在するため，手術によって完全に摘出可能で予後良好な例が多い。しかし，腫瘍が正中を越えて大きい場合には，顔面神経麻痺をきたすことが多い。

4 下垂体腺腫
（pituitary adenoma）

▶下垂体腺腫のほとんどは下垂体の前葉から発生する。頭蓋内腫瘍の約10％を占め、主として成人にみられる。ホルモンを産生するホルモン産生腺腫とホルモンを産生しないホルモン非産生腺腫とに分類され、前者は産生するホルモンにより、プロラクチン（PRL）産生腺腫（prolactinoma），成長ホルモン（GH）産生腺腫，副腎皮質刺激ホルモン（ACTH）産生腺腫などに分類される。

▶症状は内分泌障害と，腺腫が上方伸展して視交叉を圧迫して起こる視野・視力障害の2つからなる。ホルモン産生腺腫では、産生されるホルモンの過剰に基づく症状と，それ以外のホルモンの欠乏症状をみる。腺腫により視交叉が圧迫されて起こる典型的な症状が両耳側半盲である。

▶下垂体腺腫の治療の主体は外科的治療（開頭術または経蝶形骨洞手術）である。残存腫瘍がみられる場合や術後の内分泌検査で過剰に分泌されていたホルモン値が正常化されないときには，放射線療法を追加し，薬物療法が行われる。用いられる薬物は，プロラクチン産生腫瘍，成長ホルモン産生腺腫に対しては，それぞれメシル酸ブロモクリプチン（パーロデル®）や酢酸オクトレオチド（サンドスタチン®）などである。術後，残存ないし新たに発生した内分泌障害に対しては，ホルモン補充療法を行う。

▶下垂体腺腫に対するガンマナイフ治療は，第一に海綿静脈洞浸潤を中心とする術後残存腫瘍，第二に再発腫瘍，第三にpoor risk（患者の生命の危険が非常に高い状態）で手術が行えないが，視神経への圧迫のない症例に対して適応がある。

▶鑑別を要する他のトルコ鞍周辺部腫瘍は，頭蓋咽頭腫，ラトケ嚢胞，胚細胞腫瘍，鞍結節部髄膜腫などがあげられる。

5 胚細胞腫瘍
（germ cell tumor）

▶胚細胞由来の腫瘍には胚芽腫（germinoma），胎生期癌（embryonal carcinoma），奇形腫（teratoma）などがある。多くが，松果体という脳の正中部に位置する器官の付近に発生する。

▶通常，松果体腫瘍というと胚細胞腫を指すことが多い。しかし頻度は低いが松果体細胞腫（pineocytoma），松果体細胞芽腫（pineoblastoma）など他の腫瘍もあり，必ずしも松果体腫瘍＝胚細胞腫瘍というわけではない。

▶胚細胞腫の発生部位は，正中線に沿った部位でみられる。これは原始生殖細胞（primordial germ cell）の遊走の経路上という意味であり，具体的には松果体部，仙尾部，後腹膜，縦隔，生殖器である。脳の場合，松果体部が多く，視交叉上部にもみられる。松果体の胚細胞腫を特に胚芽腫〔ジャーミノーマ（germinoma）〕とよぶことが多い。これは小児や若年者に発症し，組織型は大型単核腫瘍細胞と小リンパ球のtwo cell patternがみられる。

6 頭蓋咽頭腫 （craniopharyngioma）

▶胎児期のラトケ嚢由来の良性腫瘍である。良性であるが内分泌的異常をきたす。小児期に多いが，全年齢層にみられ，全頭蓋内腫瘍の5％，小児脳腫瘍の10％を占める。

▶肉眼的には嚢胞と石灰化が混在する点が特徴的である。組織像では重層上皮，エナメル上皮による嚢胞の形成，肉芽組織やコレステリン，角化物がみられる。

7 リンパ腫 （lymphoma）

▶脳原発悪性リンパ腫は中高年者に発生し，やや男性に多い傾向がある。大脳半球が好発部位であるが，基底核，小脳，脳幹にも発生する。単発あるいは多発性の境界不鮮明な腫瘤を形成する。

▶大部分の例はB細胞性腫瘍である。腫瘍周辺部では，血管周囲のウィルヒョー・ロバン（Virchow-Robin）腔に浸潤する傾向が特に強い。

8 転移性脳腫瘍 （metastatic brain tumor）

▶転移性脳腫瘍のなかで最も多いのは肺癌からの転移で，多くは多発性である。肺癌の場合，病期分類や他臓器への転移の有無をCTあるいはMRIで検索するので，早期に脳転移が発見されるようになった。

▶これまでは，転移性脳腫瘍の治療は全脳照射が主体をなしていたが，照射技術の進歩により10個以上の多発性病巣に対してもガンマナイフ治療が行えるようになった。また，画像検査の向上で病巣が小さいうちに発見されるようになり，ガンマナイフを用い

た腫瘍のコントロールが行えるようになった。治療成績がよいことから治療症例が増加傾向にある。

▶転移性脳腫瘍は悪性神経膠腫などと異なり，ガンマナイフによる照射後，短期間で腫瘍が縮小または消失する。照射に伴う急性期の腫瘍周囲の浮腫の悪化が一時的にみられることもあるが，多くはグリセロール，ステロイドなどで軽快し，ほとんど問題にはならない。完治性はなくても，再発に対して複数回の照射を行うことにより，延命のみならず患者のADLを改善しQOLを向上させることができる。

▶悪性黒色腫（melanoma）の多発性脳転移や腎癌の脳転移はガンマナイフ治療によく反応し，腫瘍のコントロールが良好である。

▶転移性脳腫瘍に関しては，転移巣の数，患者の年齢，全脳照射の追加あるいは併用などは予後にあまり関係しないようである。脳以外の他臓器への転移が認められる症例は，転移のない症例より予後が有意に悪い。ガンマナイフで治療した患者で，転移性脳腫瘍に関係した症状で死亡することはまれである。

第9章

脊椎・脊髄疾患

1. 総論
2. 脊椎変性疾患
3. 頭蓋頸椎移行部の先天異常
4. 脊髄疾患

1. 脊椎・脊髄疾患（総論）

脊椎は，人間の体幹および頭部を支える支持機能と，その内腔に存在する脊髄の保護機能を有する骨組織である。したがって，さまざまな原因で脊椎が障害されると，神経組織が二次的に障害される。

▶ 脊椎に障害がなく脊髄原発の障害もあるが，両者は密接な関係にあるので，脊椎・脊髄疾患として一括することが多い。

▶ 脊髄疾患の大きな特徴は感覚障害のレベルが存在することである。また，筋力低下は遠位部で発生し，痙性・対称性である。髄内の自律神経が障害されると，腸管機能障害，括約筋障害を生ずる。

▶ 頭蓋頸椎移行部の主な疾患は，環椎軸椎脱臼，キアリ奇形，脊髄空洞症，腫瘍疾患である。頸椎では，椎間板ヘルニア，後縦靱帯骨化症が代表疾患で，胸椎疾患では，椎間板障害，後縦靱帯骨化症，黄色靱帯骨化症が，腰椎では，椎間板ヘルニア，変形性脊椎症，脊柱管狭窄症，腰椎すべり症が代表疾患である。

2. 脊椎変性疾患

- 脊椎症は加齢による脊椎の変形が原因で起こる。椎間板が脊柱管内へ突出して起こるヘルニアは，外傷や無理な体位などが原因となることもある。いずれにしても脊柱管が狭まり，脊髄神経の出る孔が狭窄されることにより症状が現れる。
- 手術では，圧迫を除き，不安定になった部位を固定する。チタン製のプレートを使って強固に固定したり，自家骨以外に人工的に製造したハイドロキシアパタイトを用いたりすることもある。

1 頸部脊椎症（頸椎症）

▶頸椎の変形により椎体から突出した骨（骨棘），または，脊柱管内の靱帯（後縦靱帯，黄靱帯）が肥厚して脊髄・神経根や椎骨動脈を圧迫して症状を起こす。脊髄の圧迫症状として，両手の巧緻運動障害がみられる。下肢の症状としては，足の運動が障害され，階段の昇降などが困難になり，つまずきやすくなる。神経根の圧迫症状としては項部痛が多く，進行すると神経の支配領域に一致した上肢・手指の痛みや，しびれをきたす（根性疼痛）。さらに進行すると，脱力・筋萎縮をきたす。首を後屈すると，しびれや痛みが誘発される。

▶安静と頸椎カラーの装着，頸部の牽引などの保存療法で症状はかなり改善される。症状が進行性で，日常生活に支障をきたす場合に手術が選択される。脊髄圧迫が広範囲に及ぶ場合は，後方からの頸部脊柱管拡大術を行う。

2 頸椎椎間板ヘルニア

▶頸髄または神経根を圧迫して，症状を発現する。症状が軽度であれば保存的治療により改善するが，筋萎縮を伴う場合や痛みが強い場合，また，画像上脊髄圧迫が明らかで，脊髄圧迫による下肢の症状が顕著な場合には，手術による減圧術が選択される。手術療法には前方除圧法（前方固定術）と後方除圧法（椎弓切除術）があり，病態に合った手術法が選択される。

3 後縦靱帯骨化症，黄色靱帯骨化症

▶靱帯，特に後縦靱帯と黄色靱帯が変性・肥厚すると，脊髄や脊髄神経を圧迫し，神経症状を起こすことがある。この疾患は日本人をはじめとするアジア人に好発し，臨床症状は，靱帯骨化があり

ながら完全に無症状なものから，徐々に脊髄症が進行するもの，軽微な外傷後重篤な四肢麻痺や呼吸障害をきたすものなど，さまざまである。症状が進行性の場合には，手術が勧められる。

4 腰椎椎間板ヘルニア

▶ L_5/S_1，L_4/L_5 に多い。下肢挙上テストが陽性を呈する。多くは保存療法により症状は改善するが，手術療法を必要とすることもある。最近，低侵襲の化学的髄核融解術，レーザーによる経皮的椎間板減圧術（PLDD；percutaneous laser disk decompression）などが行われることがある。

3. 頭蓋頸椎移行部の先天異常

重い頭部を支え，大きな可動性をもつ頭蓋頸椎移行部にはさまざまな先天異常がみられる。頭蓋頸椎移行部に生じる主な先天異常には，頭蓋底陥入症，環椎癒合，歯突起形成異常，環軸椎偏位などの骨形成の異常と，キアリ奇形などの中枢神経系の異常などがあり，いくつかの異常が合併してみられることが多い。したがって，臨床症状も多彩である。

1 頭蓋底陥入症

▶ 大後頭孔骨縁が後頭蓋窩内に陥入した状態で，軸椎（第2頸椎；C_2）の歯状突起が大後頭孔内に陥入しており，これにより延髄や上部頸髄は前方より圧迫され，結果として下位脳神経は伸展される。重症では四肢の痙性麻痺，小脳症状，下位脳神経症状などが出現する。環椎後頭骨癒合症，クリッペル・フェール（Klippel-Feil）症候群，キアリ（Chiari）奇形などを高率に合併する。

▶ 頸部単純X線側面像で，歯状突起の先端がチェンバレン（Chamberlain）線（硬口蓋後端と大後頭孔後端を結ぶ線）より4.5 mm以上，またはマクレガー（McGregor）線（硬口蓋後端と後頭骨最下端を結ぶ線）より5 mm以上陥入しているときに頭蓋底陥入症と診断される。

2 環軸椎亜脱臼

▶ 環軸椎亜脱臼の原因として，1. 歯状突起の形成異常，環椎後頭骨癒合症など／2. 環椎横靱帯の弛緩（ダウン症候群など）／3. 外傷（歯状突起骨折など）／4. 感染／5. 脊椎腫瘍などがあげられる。

▶ 臨床症状は脊髄症の症状に加え，椎骨動脈圧迫による意識消失やめまいなど脳幹部の虚血症状を認めることがある。一般に偏位は前屈位で増強される。転倒などの軽微な外傷後，突然の四肢麻痺や呼吸障害をきたすことがあり注意が必要である。

▶ 頸部単純X線側面像で，環椎-歯状突起間距離が開大している。CTでは，環椎軸椎間の横断面における相互の位置関係が把握できる。前屈位および後屈位におけるMRI矢状断を比較することにより，歯状突起の脊髄への圧迫をダイナミックに評価することができる。

▶頭蓋頸椎移行部の異常は，一度神経症状が出現すると重篤な経過をとることが多いため，神経症状を認める場合には手術適応となる。環椎歯状突起間距離（ADI）が6 mm以上の場合，呼吸障害による突然死や四肢麻痺の危険性がきわめて高く，神経脱落症状がなくとも手術が行われることがある。

3 環椎癒合

▶後頭骨と環椎（第1頸椎；C_1）が骨性癒合した状態で，相対的に歯状突起は上方に移動し，約半数に頭蓋底陥入症を合併する。クリッペル・フェール症候群や環軸椎脱臼を高率に合併する。

4 歯状突起の形成異常

▶軸椎（第2頸椎；C_2）の形成過程および骨癒合の異常により，歯状突起の無形成や歯状突起骨（os odontoideum）など種々の異常を生じる。歯状突起形成異常があると環軸関節の不安定性を引き起こしやすく，重篤な脊髄圧迫をきたすことがある。

5 クリッペル・フェール（Klippel-Feil）症候群

▶狭義には，短頸・毛髪線低位・頸部運動制限の3徴候と全頸椎癒合がみられるものをいうが，一般的には，頸椎の先天性癒合がある場合をクリッペル・フェール症候群とよぶことが多い。癒合部位は第2-3頸椎（C_2, C_3）が最も多く，頭蓋底陥入症や脊椎側弯症，泌尿器系異常，肩甲骨の異常などを高率に合併する。

▶臨床症状は多彩で，脳幹，小脳，頸髄，脳神経，頸髄神経根などに対する機械的圧迫，椎骨動脈の循環障害，大後頭孔での髄液の通過障害などが関係している。初発症状としては後頭部痛・項部痛が多く，めまい，歩行障害，四肢麻痺，下位脳神経障害で発症することもある。

4. 脊髄疾患

機械的な圧迫による脊髄疾患の多くは，一定の様式で発現するので，早期に発見すれば効果的な治療が可能である。

▶急性脊髄圧迫は通常，外傷による。亜急性脊髄圧迫は，通常，髄外腫瘍，硬膜下・硬膜外膿瘍（血腫），頸椎椎間板（まれに胸椎椎間板）破裂による。慢性脊髄圧迫は，頸部，胸部，または腰部の脊柱管への骨・軟骨の突出，または緩徐成長性髄外腫瘍が原因となることがある。慢性圧迫の経過は，おおむね亜急性圧迫の場合より緩徐で，重篤な症状が発現するのに数か月から数年かかることがある。

▶診断は，脊椎圧痛・叩打痛，対麻痺，四肢・体幹の感覚低下（図30），皮質脊髄反射異常などの症候に基づいて行う。多くの場合MRIが診断に役立ち，病変のレベルでの骨破壊，重度の肥大性変化，虚脱骨折，亜脱臼などが明らかとなる。

▶治療は基礎疾患により異なる。急性損傷や慢性圧迫の原因となる障害に対する処置を行う。亜急性圧迫の場合には，迅速な処置が必須である。麻痺が顕著になる前に治療を行えば，多くの患者で神経機能が完全に回復する。

1 脊髄腫瘍

- 脊椎・脊髄腫瘍の発生頻度は，毎年人口10万人に対し1〜2人程度で，脳腫瘍の1/10〜1/15程度である。
- 脊椎・脊髄腫瘍は発生部位により，硬膜外腫瘍，硬膜内髄外腫瘍，髄内腫瘍に大別される。硬膜外腫瘍は悪性のものが多く，また約半数が脊椎まで腫瘍が及ぶ。残りの半数の70％が硬膜内髄外腫瘍，30％が髄内腫瘍といわれている。
- 鑑別診断として，筋萎縮性側索硬化症，脊髄空洞症，胸・腹腔内臓疾患，多発性硬化症，椎間板ヘルニアなどがあげられる。

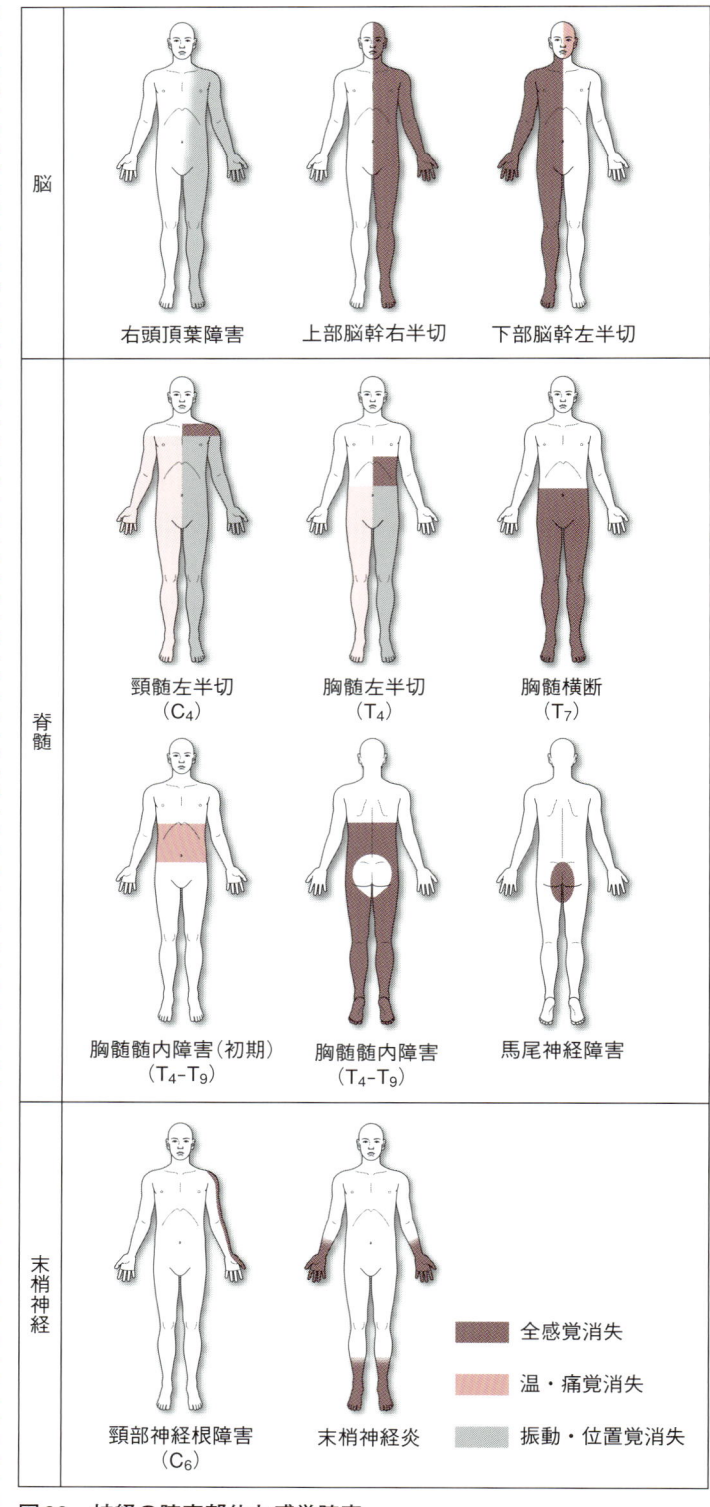

図30　神経の障害部位と感覚障害

a. 髄内腫瘍

▶上衣腫（ependymoma）と星細胞腫（astrocytoma）が大部分を占める。そのほかに血管芽腫（hemangioblastoma），海綿状血管腫（cavernous angioma）などさまざまな腫瘍が発生する。初期症状は，腫瘍の発生した脊髄の髄節に一致した頸部痛・背部痛が主だが，脊髄神経に一致した痛み（根性疼痛）やしびれ感などで発症することもある。進行すると，歩行障害，上肢の巧緻運動障害，感覚障害などが出現する。悪性度の高い腫瘍や腫瘍内に出血したときなどは，症状が急速に進行することがある。

▶MRIが診断の決め手になるが，腫瘍の種類まで鑑別することは必ずしも容易ではない。

▶術前の神経症状が軽いものでは，術後回復も比較的良好なことが多く，早期診断・治療が望ましい。浸潤性に発育した腫瘍では，部分摘出にとどめざるを得ないこともある。部分摘出に終わった場合や，悪性の脊髄腫瘍に対しては，術後放射線療法や化学療法を追加する。

b. 硬膜内髄外腫瘍

▶神経鞘腫（neurinoma）および髄膜腫（meningioma）が大半を占め，ともに良性腫瘍である。摘出手術で治癒することも多く，また症状も圧迫を除くと改善することが多いので，手術療法が強く勧められる。

▶神経鞘腫は脊髄神経より発生する腫瘍であり，多くはその神経の支配領域への放散痛が初発症状である。進行は比較的緩徐で，数年の経過で脊髄症状が徐々に進行する。診断はMRIが有用で，造影剤により強く増強される。手術的に全摘出できれば治癒が期待できる。しかし，脊柱管外に進展した腫瘍（砂時計腫）では，全摘出が困難なことがある。神経鞘腫は多発する傾向があり，多発腫瘍を正確に把握することが重要である。

▶髄膜腫は硬膜から発生する腫瘍で，中年以降の女性に多発する。脊髄症状は徐々に進行する。神経鞘腫と同様に，MRIが診断に有用で，造影剤により強く増強される。硬膜も含めて切除できれば治癒する。しかし，腫瘍は脊髄の腹側にあることが多く，硬膜付着部も含めて全摘出することは困難なこともある。

c. 硬膜外腫瘍 ▶肺癌や乳癌などの転移性腫瘍や多発性骨髄腫などの悪性腫瘍が大半を占める。硬膜外で発育すると同時に椎体や椎弓などの骨組織にも浸潤するので、脊椎の安定性が障害されることがある。腫瘍の発生した部位以下の運動麻痺、感覚障害、膀胱直腸障害などの脊髄症状に加え、発生初期から背部痛や腰痛などの疼痛をきたす。支持性を回復するために、腫瘍摘出後インストゥルメントを使用した脊柱管の固定術が行われることもある。

2 脊髄血管障害

脊髄出血、脊髄の血液還流障害、脊髄虚血などによって、上・下肢の運動・感覚障害をきたす。脊髄に動脈瘤が発生することはまれだが、動静脈奇形や動静脈瘻はしばしばみられる。

a. 脊髄梗塞 ▶脊髄は椎骨動脈・肋間動脈・腰動脈・外仙骨動脈などの血管に由来する分枝により血流を受けている。これらの分枝は一般に根動脈とよばれ、脊髄神経根に沿って脊柱管内に入る。脊髄に達した根動脈は縦・横の吻合をし、1本の前脊髄動脈と2本の後脊髄動脈を形成する。臨床的には前脊髄動脈がより重要で、脊髄断面積の約2/3に血液を供給している。

▶大部分の脊髄循環は2本または3本の主要動脈分枝によって供給されているため、その分枝間の分水界領域の脊髄節（C_2〜C_4）が、特に虚血に陥りやすい。原因としては、血管塞栓はそれほど一般的ではなく、腫瘍や急性椎間板圧迫などによる血管圧迫、または大動脈の手術、解離性大動脈瘤などの間接的な原因による閉塞のほうが、脊髄動脈の内因性病変よりも梗塞の原因になりやすい。まれに、結節性多発動脈炎が脊髄血管閉塞の原因となる。

▶大動脈から分岐してT_9〜L_2の間を通る1本の太い根動脈であるアダムキーヴィッツ（Adamkiewicz）動脈の閉塞は、前脊髄動脈症候群をきたし、対麻痺、温・痛覚消失、病変部位以下の反射亢進をきたす。しかし、後索は障害されないので、位置覚、振動覚は保たれる。

▶多くの場合、発症から数時間以内に症状が完成する。背部痛や病

変髄節の分布域に一致して突発的に痛みが起こり，これに続いて，梗塞レベル以下の温・痛覚障害を伴う弛緩性対麻痺と解離性感覚障害が起こる。通常，前脊髄動脈の分布域が侵される。触覚，自己固有覚，および振動覚は脊髄の後索を通って伝導されるので障害を免れることが多い。すべての梗塞と同様，症候は発症後数日間が最も顕著で，時間とともに部分的寛解をみる。

▶自己免疫性急性横断性脊髄炎，腫瘍やその他の腫瘤による脊髄圧迫および脱髄疾患は類似した所見を呈すが，MRI，髄液検査により除外できる。

▶治療は対症的に行う。頻回の体位変換による皮膚管理，喀痰排出などと，理学・作業療法を行う。膀胱機能不全がある場合には，留置カテーテル法よりも感染に十分注意して間欠的カテーテル法を行うほうが望ましい。

b. 脊髄動静脈奇形

▶脳動静脈奇形と比較して，発生頻度は1/4〜1/8程度とはるかに少ないものの，発生すれば重篤な機能障害を残す可能性がある。脳動静脈奇形と同様に，その障害は虚血性障害と出血性障害に大別される。

▶脊髄動静脈奇形では，大きく蛇行した静脈が主体となる。好発部位は胸髄の後面である。ときに，皮膚血管腫が脊髄血管腫上の皮膚を覆っていることがある。奇形が小さくて局所的の場合もあれば，脊髄の半分にまで達している場合もある。それらは腫瘤様病変として正常組織を圧迫したり，破裂して局所的または全体的な出血を引き起こしたりすることもある。

▶出血をきたした場合には，その部位に突発的な痛みや，出血レベル以下の神経機能障害を起こす。くも膜下腔に出血すると発熱と項部硬直をきたす。通常，圧迫性の奇形では，進行性亜急性脊髄障害あるいは解離性感覚障害，髄節性筋力低下を伴う内因性脊髄病変の徴候をあらわす。静脈圧の上昇による血液灌流障害により，徐々に脊髄症状を呈する場合もある。

▶MRIでは，脊髄動静脈奇形は無信号領域（flow void）として描出

され，脊髄内の出血や浮腫もとらえることができる。MRAまたは選択的脊髄血管撮影によって診断を確定する。血管撮影像から，硬膜動静脈瘻（dural AVF），脊髄周囲動静脈瘻（perimedullary AVF），脊髄髄内動静脈奇形（intramedullary AVM）などに分類される。

▶病態により治療法が異なる。脊髄機能障害の可能性が高い場合には，直達手術により摘出が必要となる。マイクロカテーテルを介して，栄養動脈を塞栓閉塞する血管内手術を行うこともある。

c. 脊髄の出血性疾患

▶脊髄内出血・脊髄硬膜下出血・脊髄硬膜外出血などがある。脊髄内出血は脊髄実質内への出血で，脊髄外傷，髄内腫瘍，脊髄動静脈奇形，血管腫や血液疾患などが原因となる。多くの場合，発症から数時間以内に，種々の程度の四肢麻痺または対麻痺，感覚鈍麻，膀胱直腸障害をきたす。脊髄硬膜外・硬膜下出血は，出血性素因や外傷，脊髄動静脈奇形からの出血などが原因となる。臨床症状のみでの診断が困難であり，MRI検査が必要である。ときに緊急手術が必要なことがある。

3 脊髄空洞症

・脊髄空洞症とは，脊髄の中に液が貯留し脊髄内の神経細胞や脊髄の伝導を障害する疾患で，キアリ奇形などの頭蓋底部先天異常や脊髄髄膜瘤などの神経管癒合不全症候群に多くみられる。
・最近，主な原因が頭蓋脊椎移行部の髄液循環障害であることが実証され，頭蓋脊椎移行部の狭い部分を拡大する手術が治療の主流になっている。しかし，このような治療で改善しない例や，外傷後の脊髄空洞症などに対しては，空洞に管を入れて減圧する必要がある。

▶通常，脊髄空洞は不規則で縦に長く，傍正中部にあり頸部に好発するが，脊髄全体に下方まで広がるものもある。脊髄腫瘍患者の約30％が空洞症を併発する。延髄空洞症はまれだが，通常は脳幹下部内でスリットのような隙間として起こり，破裂や圧迫により下位脳神経障害や上行性感覚神経伝導路，または下行性運動神経伝導路を障害する。

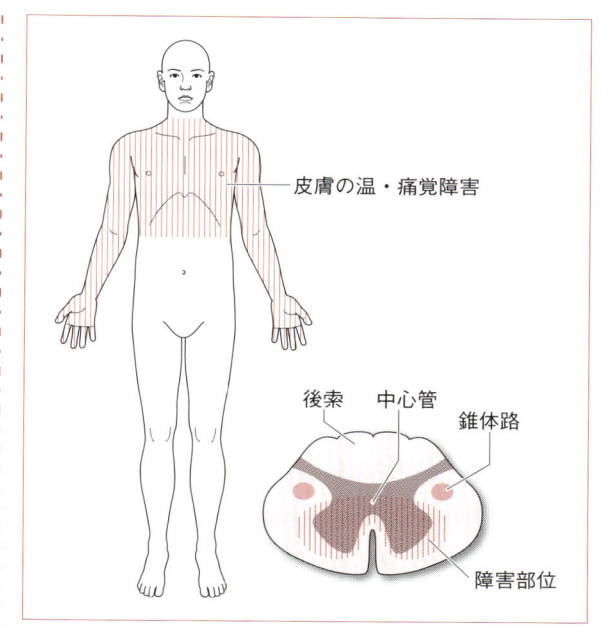

図31　脊髄空洞症

▶空洞は脊髄中心で交叉する脊髄視床路線維を最初に障害するので，線維の障害部位に対応する皮膚の温・痛覚障害が初発症状のことが多い。障害が拡大すると，肩や背部にまたがるジャケット型の感覚障害をきたすようになる（図31）。温・痛覚障害はほとんどの患者にみられるが，触覚は後期まで保たれる（解離性感覚障害）。自律神経症状として，ホルネル（Horner）徴候，発汗障害，起立性低血圧などを認めることがある。通常，皮質脊髄路は後になって損傷され，下肢の痙性麻痺をきたすようになる。前角細胞が空洞のレベルで障害を受けると，髄節性の筋萎縮や脱力，線維束性収縮を起こすことがある。

▶キアリ奇形に伴う空洞症では，咳込んだときやトイレでいきんだときなど，腹圧がかかる動作に伴い空洞による圧迫が後角や後索にも及び，後頭部痛が誘発されるのも特徴のひとつである。小児期に発症した場合には，脊柱側弯症を合併することが多い。発汗障害や排尿障害など自律神経障害などを伴うこともある。

▶延髄空洞症は，めまい，眼振，瞳孔不同（不全型ホルネル徴候），一側あるいは両側の顔面感覚障害（三叉神経脊髄路障害），

舌萎縮，脱力，構音障害，嚥下障害，嗄声（させい），ときに延髄圧迫による遠位の感覚・運動神経不全麻痺を起こすことがある。

▶ 単純撮影では，頭蓋頸椎移行部の骨形成異常と，脊柱管の拡大，側弯など脊椎の二次的変形などを認める。診断には造影MRIが有用で，造影剤が空洞を満たして輪郭が明確になれば診断がつく。脊髄腫瘍などを否定するためには造影検査が必要である。キアリ1型奇形では，空洞は頸・胸髄に最も多いが，小児では空洞が大後頭孔から離れた部位に形成されることもある。キアリ奇形以外にも，脊髄腫瘍，外傷，癒着性くも膜炎などに続発する空洞がみられることがある。

▶ 手術療法が脊髄空洞症に対する唯一の治療法である。病状が進行してから手術を行っても運動麻痺や感覚障害は完全には回復しないため，早期に診断・治療することが重要である。手術法は，空洞シャント術（空洞-くも膜下腔シャント）と大後頭孔拡大術の2つの方法がある。キアリ奇形では，頭蓋内に収まっているはずの小脳の一部が後頭孔を経て脊柱管内に下垂しているために脳脊髄液の交通が妨げられ，空洞が形成されることから，大後頭孔拡大術が根本的な治療法と考えられる。

4 脊髄髄膜瘤，脊髄奇形

▶ これは生下時に背中の正中下部に腫瘤や脂肪腫などがみられる疾患で，脊髄が形成される際に神経管が完全に閉塞しないことが原因となる。出生数1,000人に対し約2人の率で生じ，先に出生したこどもがこの疾患を患っている場合には，次のこどもに同じ異常の生じる確率がきわめて高くなる。近年はこのようなリスクのある場合には，できるだけ出生前に羊水穿刺などで早期に診断する努力がなされている。

▶ 髄膜瘤の表面の膜はきわめて薄い。破れると脳・脊髄の感染（髄膜炎）をきたし，命に関わる場合も多いので，早期（できれば1日以内）の手術が必要となる。また，脂肪腫やその他の異常がみられる場合には，身長の伸びと同時に徐々に脊髄が牽引され機能障害をきたすことが多いので，機能障害があまり進行しないうちに脊髄の係留を解き放つ手術が行われることが多い。このような異常にはキアリ奇形や水頭症などを合併することも多く，呼吸障害

5 脊髄硬膜下・硬膜外膿瘍（血腫）

▶脊髄硬膜下・硬膜外膿瘍は，しばしば歯の膿瘍などの遠隔部位，または脊椎骨髄炎，褥瘡性潰瘍，後腹膜膿瘍など近接部位に感染症がある患者に発症する。約1/3は，原因がはっきりすることなく特発性である。最も一般的な起炎菌は黄色ブドウ球菌で，次いで大腸菌と混合性嫌気性菌が原因となる。まれに，結核性膿瘍が胸椎のポット（Pott）脊柱後弯（⇒結核性後弯）と同時に発症することがある。

▶脊髄硬膜下・硬膜外血腫は，背部外傷，抗凝固療法または血栓溶解療法，出血傾向のある人に腰椎穿刺をした後に起こる。

▶脊髄膿瘍・血腫は，しばしば激しい局所的背部痛と叩打痛（通常胸椎あるいは腰椎）で発症し，疼痛は神経根支配域に放散することがある。脊髄または腰髄根の圧迫は，馬尾型，対麻痺型，あるいは四肢麻痺型の筋力低下を生じる。膿瘍では，脱力ははじめ数時間から数日間にわたって進行し，しばしば突然，四肢麻痺または対麻痺をきたす。血腫では，脱力は通常数分から数時間以内に進行する。病変の部位と大きさにより，感覚障害や括約筋麻痺が起こる。

▶大多数の膿瘍患者では発熱があり，髄液蛋白とリンパ球の増加がみられる。脊椎X線像は，約1/3の症例で骨髄炎所見を示す。膿瘍が疑われる場合には，血液および感染病巣部の培養を早急に行わなければならない。腫瘍と血腫の診断にはMRIが最適である。

▶治療には早急な外科的減圧と排液が必要である。部分的機能不全患者のなかには抗菌薬だけで治療が成功することがあるが，硬膜外膿瘍の患者の場合には，たとえ欠損がなくても神経機能の重篤かつ非可逆的低下をきたす危険があるため，外科的減圧術で治療する必要がある。血腫が疑われクマリン抗凝固薬を使用中の患者には，フィトナジオン（ビタミンK_1）2.5〜10 mg皮下注と新鮮な凍結血漿を投与する。血小板減少の患者には血小板輸血が必要である。

第10章

その他の神経疾患

1. 機能性疾患
2. 感染症
3. 中枢神経系形態異常
4. 変性疾患
5. 脱髄疾患
6. 末梢神経障害
7. 神経筋接合部疾患と筋障害

1. 機能性疾患

機能性疾患とは，神経系に器質的病変がみられないのに症状が現れる疾患で，代表的なものに，てんかん，疼痛，不随意運動があげられる。

1 発作を起こす疾患
（p.44 痙攣参照）

▶ てんかんは人口の約0.5％に発生する。原因が不明な特発性・真性てんかんと脳の器質性病変や全身性代謝障害により起こる症候性てんかんがある。痙攣発作の型には，全般型と部分型がある。

▶ 診断には，画像診断と脳波検査が必要である。

▶ 大部分のてんかんは抗痙攣薬により抑制される。難治性で限局性焦点の存在が確認できる場合は，焦点切除など外科的治療が行われる。

▶ 特殊な発作性疾患として，睡眠発作をきたすナルコレプシーがある。

2 痛みを起こす疾患
（p.38 疼痛参照）

▶ 視床痛など頑痛に対しては，除痛手術が行われることがある。主な手術法としては，痛覚伝導路の切断，定位脳手術，下垂体切除術などがある。

▶ 三叉神経痛は，三叉神経の脳幹部への入口部分（root entry zone）が微小血管により圧迫されて起こる顔面半側の発作性疼痛である。治療としては，微小血管減圧術（MVD），ガンマナイフ治療などが行われる。

3 運動異常を起こす疾患
〔p.54 ふるえ（不随意運動）参照〕

▶ 多くは錐体外路系の障害で起こる疾患で，パーキンソン病をはじめとして，企図振戦，ジストニー，アテトーゼ，舞踏病などが知られている。不随意運動が強く，保存療法で抑制できないときには定位脳手術が行われることがある。

▶ 捻転ジストニーは，主動筋と拮抗筋が一緒に持続的に収縮するために反復運動や異常姿勢が出現する疾患である。ジストニーは原

因，発症年齢，症状分布などが多彩で，さまざまなタイプがある。

▶斜頸は局在性ジストニーの中で最も多いタイプである。治療は，罹患筋へのボツリヌス毒素の注入療法が第一選択である。外科的治療としては，手術（淡蒼球刺激）が有効なことがある。

▶チックとは突然起こる短時間の急速な間欠的運動あるいは発声で，音に反応して起こる。原因としては，トゥレット（Tourette）症候群とその関連疾患があげられる。原因や表現型から多くのタイプに分類される。治療は薬物療法が主体で，治療ガイドラインに沿って行われる。

▶ハンチントン（Huntington）病は，舞踏病，認知症，家族性発症を3主徴とする疾患である。舞踏病は不随意運動であるが，部分的・一時的に抑制が可能である。原因として多いのは，L-ドーパ誘発性舞踏運動である。現時点では，病状進行を食い止める治療法はない。

▶遅発性ジスキネジーは，抗精神病薬の副作用による運動過多症である。

▶ミオクローヌスは突然起こる短時間の筋肉の痙攣で，病因，症状分布などから分類され，多くのタイプが知られている。

▶ウィルソン（Wilson）病は常染色体劣勢遺伝疾患で，セルロプラスミンへの銅の取り込み障害や胆汁への銅の排泄障害が原因となって起こる疾患である。銅の過剰負荷を改善する薬があり，発症予防も可能である。

▶顔面痙攣は顔面神経の脳幹部への出口部分（root exit zone）が微小血管により圧迫されて起こる。顔面半側の痙攣で，根治療法としては微小血管減圧術（MVD），対症的にはボツリヌス療法が行われる。

2. 感染症

中枢神経系に細菌，真菌，ウイルスなどが感染することによって起こる疾患で，髄膜炎，脳膿瘍，脳炎，脊髄炎などがよく知られている。そのほか，寄生虫やプリオンなどにより引き起こされるものも含まれる。脳膿瘍は頭蓋内占拠病変であり，頭蓋内圧亢進を起こしうる疾患である。

1 細菌感染症

a. 細菌性髄膜炎

- ▶髄膜炎には細菌性，肉芽腫性，ウイルス性，無菌性などが知られている。代表的なものは細菌性髄膜炎である。

- ▶細菌性髄膜炎の起炎菌は年齢により傾向が異なる。新生児では大腸菌や溶血性連鎖球菌が多いが，成人では肺炎球菌，髄膜炎菌，ブドウ球菌，結核菌が多い。

- ▶隣接器官の化膿性炎症に続発する場合と，血行感染による場合がある。

- ▶一般症状として，発熱，頭痛，嘔吐，項部硬直，意識障害，痙攣，羞明（しゅうめい）などが出現する。

- ▶確定診断は，腰椎穿刺で採取した髄液検査による（p.76 表24参照）。髄液は混濁し，細胞数と蛋白量の増加，糖の減少が認められる。

- ▶起炎菌を同定し，感受性のある抗菌薬を用いる。ときに髄腔内投与を行う。

b. 脳炎

- ▶一般症状として，細菌性髄膜炎と同様に発熱，頭痛，嘔吐，項部硬直，意識障害，痙攣，羞明などが出現する。

- ▶診断は腰椎穿刺で採取した髄液所見による。ウイルスの脳内への直接的感染・増殖による一次性脳炎の原因ウイルスとしては，単純ヘルペスが多い。

- ▶治療は抗菌薬による薬物療法を主体とする。ヘルペス脳炎には抗

ウイルス薬のアシクロビルを用いる。

c. 脳膿瘍

▶血行感染(敗血症,先天性心疾患)と直達感染(耳鼻感染,穿通性外傷)が知られている。大脳半球,特に前頭葉,頭頂葉に多い。限局性脳炎(急性期)から被膜が形成(亜急性期)され,被膜が完成(慢性期)する。被膜が完成するまでに脳室穿破をきたすことがある。多房性・多発性のことがある。

▶症状としては,占拠性病変としての頭蓋内圧亢進症状(頭痛が多い),巣症状,痙攣,発熱と髄膜刺激症状などの炎症症状がみられる。

▶CT・MRIにより診断は容易である。CTで造影剤を注入するとリングエンハンスメント(輪状造影増強)を認める。

▶治療は,限局性脳炎の時期には抗菌薬による薬物療法が主であるが,被膜形成が起こった場合は吸引やドレナージによる排膿,全摘などの手術療法との併用が必要となる。

2 ウイルス感染症

▶ウイルスの感染経路は大別すると2つある。ひとつは神経を介するルートで,脳神経,末梢神経を伝わって感染する。もうひとつは血行性のルートで,ウイルス血症のほかにリンパ球に感染して中枢神経に至るものがある。

▶症状は髄膜炎もしくは脳炎・脊髄炎によるが,無菌性(ウイルス性)のものは一般に症状が軽い。原因ウイルスによって病変は局在することがある。

▶スローウイルス感染症とは,長年にわたる潜伏期(慢性〜亜急性)を経て発症するものを指す。病変は単一の臓器に限局し,症状は漸次進行して最後は死に至ることもある。亜急性硬化性全脳炎(SSPE),進行性多巣性白質脳症(PML),進行性風疹全脳炎(PRP)などがある。

3 真菌感染症

▶多くの真菌は,免疫低下を引き起こす何らかの基礎疾患をもつ患者に感染し,髄膜炎や肉芽腫を起こす。

- ほとんどの場合は血行性に脳へ移行する。

- カンジダ，アスペルギルス，クリプトコッカスが代表的起炎菌である。

4 プリオン病

- 亜急性海綿状脳症といわれていた一群の疾患で，ヒトでのクロイツフェルト・ヤコブ（Creutzfeldt-Jakob）病（CJD）以外にも，ウシの牛海綿状脳症（BSE）など他の動物でもみられる。発症すると認知症やミオクローヌスの症状を呈し，1～2年で死亡する。

- 神経細胞が消失するため肉眼的に脳が萎縮し，顕微鏡下で海綿状に空胞がみられる病態から海綿状脳症と名づけられている。

- 脳内へ侵入した異常型プリオンが，正常型プリオンを異常型プリオンへと変換し感染が成立する。

5 その他の頭蓋内感染症

- 開頭術後の創感染，シャント感染，頭蓋骨骨髄炎などがある。起炎菌はさまざまであるが，常在菌，黄色ブドウ球菌（なかでもメチシリン耐性のもの；MRSA）や緑膿菌によることが多い。

3. 中枢神経系形態異常

中枢神経の発生過程での異常に基づく疾患で、代表的な形態異常として、先天性水頭症、頭蓋縫合早期癒合症、神経管閉鎖不全（脳瘤、脊髄髄膜瘤）、キアリ奇形などがあげられる。

1 先天性水頭症

- ▶ 髄液の循環障害により、髄液が主として脳室に過剰に貯留した状態をいう。

- ▶ 乳幼児に多く、発生頻度は出生1,000人に1〜2人みられる。先天性水頭症の多くは、その成因が不明である（特発性水頭症）。

- ▶ 交通性水頭症と非交通性水頭症に分類することが多い。

- ▶ 治療はシャント手術（主として脳室-腹腔シャント）による。

2 頭蓋縫合早期癒合症

- ▶ 頭蓋縫合が早期に癒合し、癒合した縫合と垂直方向の発育が障害され、水平方向の代償性発育をみるため、頭蓋の種々の変形をきたす。

3 神経管閉鎖不全

- ▶ 頭蓋披裂と脊椎披裂があるが、骨欠損のみの潜在性のものと、嚢胞性（顕性）のもの（脳瘤と脊髄髄膜瘤）とがある。

- ▶ 正中線上で後頭部と腰仙部に好発する。

- ▶ 脊椎披裂の発生頻度は、出生1,000人中約1人といわれている。頭蓋披裂の発生頻度は、脊椎披裂の1/10〜1/15である。

- ▶ 水頭症、キアリ奇形、脊柱の変形、膀胱直腸障害、下肢の運動・感覚障害、下肢の変形、肥満などを合併する。

4 キアリ奇形

- ▶ 後脳の奇形で、小脳扁桃と小脳下部が大後頭孔より下へ舌状に突出下垂する。

- ▶ 通常、4型に分類される。一般にキアリ奇形といえば、水頭症を

合併する脊髄髄膜瘤（p.132）にみられるキアリ2型奇形をさす。

▶病因としては，水頭症説をはじめいくつかの説がある。

5 脳性麻痺

▶脳性麻痺とは，出生前から新生児期までの間に生じた脳障害に基づく非進行性の運動障害をいう。

▶原因として，かつては低出生体重・仮死・核黄疸（ビリルビン脳症）が3大原因とされた。最近は低出生体重による脳障害の原因として脳室内出血と脳室周囲白質軟化症が重要視されている。

▶脳性麻痺の病型としては，運動障害の分布（単麻痺，対麻痺，片麻痺，三肢麻痺，四肢麻痺）と，運動障害の性質（痙直型，アテトーゼ型，強剛型，失調型，振戦型，無緊張型，混合型）による分類が一般的である。

4. 変性疾患

特定の神経路が系統的に障害され，神経細胞が変性して壊死に陥る疾患で，神経細胞が顕著に減少するため神経萎縮が起こる。散発性のものと遺伝性のものがあるが，発生機序はまだ十分には解明されていない。進行性で予後は不良である。

1 認知症（痴呆）を主とする疾患（大脳皮質変性症）(p.49 参照)

a. アルツハイマー病

▶記憶に関係する部位，すなわち海馬，前頭葉，側頭葉の萎縮が著明である。神経細胞の脱落や，アルツハイマー神経原線維変化と老人斑の出現，大脳皮質でのアセチルコリン合成酵素の活性低下が認められる。遺伝することはまれである。

▶進性性の記憶障害を中核症状とし，さまざまな周辺症状（行動・精神症状）を伴い，人格の崩壊が進行する。

b. 若年性アルツハイマー病

▶アルツハイマー病の発症は，65歳より前か後かで早発性と遅発性に分けられる。早発性の中でも40代〜50代前半で発症した場合は若年性アルツハイマー病とよぶこともある。

▶治療法などは通常のアルツハイマー病と変わらないが，働き盛りでの発症は患者本人，家族にとって大きな苦しみとなることから，本来65歳以上が対象となる介護保険がいくつかの条件を満たすと適用になる。

▶40〜50歳で発症する型（初老期発症）をアルツハイマー病，65歳以上で発症するものをアルツハイマー型老年認知症と分類することもある。

c. クロイツフェルト・ヤコブ病
(p.140 プリオン病参照)

▶臓器移植や脳硬膜製品などを介して感染し，進行性の認知症，神経症状を呈し，1〜2年で死亡する。

▶狂牛病と類似疾患で，感染型プリオンが脳内に蓄積して発病する。

2 パーキンソニズムを主とする疾患（錐体外路変性症）

〔p.54 ふるえ（不随意運動）参照〕

▶パーキンソン病は錐体外路系の疾患で，無動，前屈姿勢，筋固縮（硬直），静止時振戦を特徴とする（表34）。

▶黒質緻密部のドパミン作動性ニューロンの変性により，神経伝達物質であるドパミンが減少する。

▶治療にはドパミンの前駆物質であるL-ドーパ，アマンタジン，アーテン®などを用いる（表35）。

3 不随意運動を主とする疾患

〔p.54 ふるえ（不随意運動）参照〕

▶企図振戦は，小脳，上小脳脚の障害により起こる。

▶ジストニーは，一側上肢または下肢の運動中に出現するスパズム様の不随意運動で，本態性のものと症候性のものがある。

▶痙性斜頸は，頸部筋の不随意収縮により起こる不随意運動である。

表34　パーキンソン病の重症度分類（ヤールの分類）

Stage 1	一側性障害で，身体の片側だけの振戦・固縮を示す軽症例
Stage 2	両側性の障害で，姿勢の変化がかなり明瞭となる。振戦・固縮・寡動〜無動とも両側にあるため，日常生活がやや不便である
Stage 3	明らかな歩行障害がみられ，方向変換の不安定など立ち直り反射障害がある。日常生活動作障害もかなり進み，突進現象もはっきりとみられる
Stage 4	起立や歩行などといった日常生活動作の低下が著しく，労働能力は失われる
Stage 5	完全な廃疾状態で，介助による車椅子移動または寝たきりとなる

表35　パーキンソン病／症候群 治療薬

・L-ドーパ製剤
・ドパミン分泌促進薬
　アマンタジン（シンメトレル®など）
・ドパミン受容体刺激薬
　ブロモクリプチン（パーロデル®など）
・ノルエピネフリン前駆物質
　ドロキシドパ（ドプス®）
・抗コリン薬
　トリヘキシフェニジル（アーテン®など）

- ▶ アテトーゼや舞踏病は，淡蒼球，線条体の異常による視床への過剰刺激が原因と考えられている。

- ▶ 脳性麻痺は，不随意運動を起こすことがある。

4 運動ニューロン疾患

a. 筋萎縮性側索硬化症（図32）

- ▶ 上位および下位運動ニューロンに退行性変性を起こす疾患で，運動ニューロン疾患で最も多い。

- ▶ しばしば球麻痺が出現する。筋肉に線維束攣縮を認める。進行すれば，呼吸筋も麻痺する。外眼筋や括約筋は侵されず，感覚障害はみられないので褥創の発生は少ない。

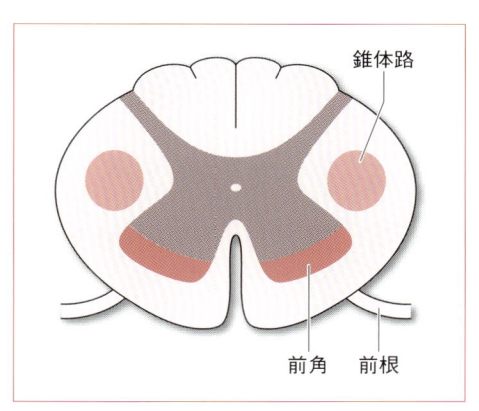

図32 筋萎縮性側索硬化症
（錐体路，脊髄前角が障害される）

b. 脊髄小脳変性症

- ▶ 進行性の小脳性運動失調を主訴とする原因不明の神経性疾患で，思春期から成人期に発症し，緩徐に進行する。遺伝性のものと孤発性のものがある。

- ▶ 症状は歩行障害から始まる。次第に上肢や言語に障害が出現し，障害される部分と症状により，小脳障害型，脊髄小脳型，脊髄障害型の3病型に分けられる。

表36 筋萎縮性側索硬化症の診断・治療の手引き

Ⅰ．一般に20歳以上で発病する。40歳代以降に多い。
Ⅱ．発病は緩徐，経過は進行性（病変が限局性で，経過が非進行性のものは除外する）。
Ⅲ．主な症状は以下のごとくである。
　①球症状：舌の線維束性攣縮・萎縮および麻痺，構語障害，嚥下障害。
　②上位ニューロン徴候（錐体路徴候）：深部反射亢進（下顎反射を含む），病的反射の出現。
　③下位ニューロン徴候（前角徴候）：線維束性攣縮，筋の萎縮と筋力低下。
Ⅳ．病型と経過には以下のものがある。
　a）上肢の小手筋の萎縮（初期には，しばしば一側性）に始まり，次第に上位・下位ニューロン障害の症状が全身に及ぶ形が多い。
　b）球症状が初発し，ついで上肢・下肢に上位・下位ニューロン障害の徴候が現れる。
　c）下位の遠位側の筋力低下，筋萎縮に始まり，上位・下位ニューロン障害の症状が上行する場合がある。
　d）ときには片麻痺型を示したり，痙性対麻痺の形で症状が現れることがある。
　e）上記のⅢの①，②，③のいずれかの症状のみに終始する場合があり，それぞれ進行性球麻痺，原発性側索硬化症，脊髄性進行性筋萎縮症とよばれることがある。
Ⅴ．遺伝性を示す症例がある。
Ⅵ．本症は原則として他覚的感覚障害，眼球運動障害，膀胱直腸障害，小脳徴候，錐体外路徴候，認知症を欠く。以下の疾患を鑑別する必要がある。
　頸椎症，頸椎後縦靭帯骨化症，広汎性脊柱管狭窄症，遺伝性脊髄性筋萎縮症（球脊髄性筋萎縮症，Kugelberg-Welander病など），痙性脊髄麻痺（家族性痙性対麻痺），HAM：HTLV-Ⅰ associated myelopathy，脊髄小脳変性症，神経性進行性筋萎縮症（Charcot-Marie-Tooth病），多発性神経炎（motor dominant），多発性筋炎，進行性筋ジストロフィー症，脳幹および脊髄の腫瘍，偽性球麻痺。

（厚生省［現 厚生労働省］，特定疾患調査研究班による報告より）

5. 脱髄疾患

脱髄疾患とは，中枢神経を覆う髄鞘が脱げ落ちることにより神経興奮の伝導が阻害され，さまざまな神経症状を呈する疾患であり，神経線維からなる白質に異常がみられる。多発性硬化症が代表疾患である。

1 多発性硬化症
（multiple sclerosis，MS）

▶脱髄をきたす代表的疾患である。中枢神経系に広範囲にわたり多発性の脱髄（髄鞘が変性・脱落する）と硬化（グリオーシス）をきたす。主として髄鞘が障害され，神経細胞体は侵されない。

▶病巣の出現が多発性（空間的多発性）である。また，脱髄と髄鞘再形成が反復するので多彩な症状が再発と寛解を繰り返し（時間的多発性），長期にわたって進行する。

▶50歳以下の若年成人に多い。特に北欧など高緯度地域に多いといわれ，人種による感受性の差がみられる。最近の研究ではビタミンDの関与が示唆されている。

▶自己免疫説やウイルス説などがあるが，自己免疫が発症に関与する説が有力で，中枢神経の髄鞘蛋白に特異的に反応するCD4陽性T細胞が血中や髄液中にみられる。免疫機序は細胞性免疫によると考えられている。

▶大小さまざまな脱髄斑が大脳，小脳，脳幹，脊髄，視神経，脳室周囲などに多発する。特に視神経に影響を与えることが多く，視力障害が初発症状であることが多い。そのほか，運動麻痺，小脳症状，位置覚・振動覚を主とする感覚障害，有痛性痙攣などを伴うことがある。

▶現在のところ機能障害を防ぐ治療法はなく，症状を改善するために副腎皮質ホルモンなどを用いる。

表37　多発性硬化症の診断基準

主要項目	1) 中枢神経系内の2つ以上の病巣に由来する症状がある（空間的多発性）。 2) 症状の寛解や再発がある（時間的多発性）。 3) 他の疾患（腫瘍，梅毒，脳血管障害，頸椎症性ミエロパチー，スモン，脊髄空洞症，脊髄小脳変性症，ヒトTリンパ球向性ウイルス脊髄症：HAM，膠原病，Sjögren症候群，神経Behçet病，神経サルコイドーシス，ミトコンドリア脳筋症，進行性多巣性白質脳症など）による神経症状を鑑別しうる。
参考事項	1) 再発とは24時間以上持続する神経症状の増悪で，再発の間には少なくとも1か月以上の安定期が存在する。 2) 1年以上にわたり持続的な進行を示すものを慢性進行型とする。発症時より慢性進行型の経過をとるものを一次性慢性進行型とする。再発寛解期に続いて慢性進行型の経過をとるものを二次性慢性進行型とする。 3) 視神経炎と脊髄炎を数週間以内に相次いで発症し，単相性であるものをDevic病とする。1か月以上の間隔をあけて再発するものは視神経脊髄型とする。 4) 病理またはMRIにて同心円状病巣が確認できるものをBalo病（同心円硬化症）とする。
検査所見	1) 髄液のオリゴクローナルバンド（等電点電気泳動法による）が陽性となることがある。ただし陽性率は低く，視神経脊髄型で約10%，それ以外で約60%である。 2) 一次性慢性進行型の診断はMcDonaldの診断基準（Ann Neurol, 2001）に準じる。オリゴクローナルバンド陽性あるいはIgG indexの上昇により示される髄液異常は診断に不可欠で，空間的多発性（MRIまたは視覚誘発電位異常による），および時間的多発性（MRIまたは1年間の持続的な進行による）の証拠が必要である。

（厚生労働省研究班による報告より）

6. 末梢神経障害（ニューロパチー）

末梢神経障害は，筋萎縮・線維束性収縮，感覚障害，痛みを伴う遠位部優位の非対称性の筋力低下をきたす。障害の分布から2つに大別することができる。ひとつは，単一の末梢神経が侵され，その神経の支配領域に運動・感覚障害が生じる単一ニューロパチーで，もうひとつは，末梢神経の広範な障害により生じる多発ニューロパチーである。

1 分類

▶末梢神経障害はさまざまな観点から分類される。

●機能的分類

- 運動性ニューロパチー：筋力低下，筋萎縮を呈する。
- 感覚性ニューロパチー：表在または深部感覚の鈍麻，しびれ，感覚過敏などを呈する。
- 自律神経性ニューロパチー：起立性低血圧，発汗異常，膀胱直腸障害などを呈する。
- 混合性ニューロパチー：感覚障害と運動障害が混在する。多くの末梢神経は混合性であるため，多様な症候を示す。

●解剖学的分類

- 神経変性 ─┬─ 軸索変性型ニューロパチー
　　　　　　└─ 脱髄ニューロパチー
- 神経損傷 ─┬─ 神経遮断（ニューラプラキシー）
　　　　　　├─ 軸索断裂（アクソノトメーシス）
　　　　　　└─ 神経断裂（ニューロトメーシス）

●分布による分類

- 単ニューロパチー：単一の末梢神経が侵され，その神経の支配領域に一致して運動・感覚障害を生じる。
- 多発ニューロパチー：左右対称性に四肢のいくつかの末梢神経が系統的に障害される。運動・感覚障害，自律神経障害が左右称性に手袋・靴下状に分布する。
- 多発性単ニューロパチー：いくつかの末梢神経が非対称性に侵される。

●原因による分類

・薬物，中毒による：スモン（キノホルム），水俣病（有機水銀）
・代謝，ビタミン欠乏性，アルコールによる：糖尿病性ニューロパチーなど
・感染後炎症性：ギラン・バレー症候群
・外傷・圧迫による絞扼性末梢神経障害：手根管症候群，尺骨管症候群，総腓骨神経麻痺
・その他の原因：虚血，リウマチ疾患，癌，遺伝〔シャルコー・マリー・トゥース（Charcot-Marie-Tooth）病〕

▶末梢性ニューロパチーで**頻度の高い疾患**として，"DANG THE RAPIST"があげられる。

・diabetes（糖尿病），alcohol（アルコール症），nutritional（栄養性），Guillain-Barré（ギラン・バレー）
・trauma（外傷），hereditary（家族性），environmental toxins and drugs（環境毒物ならびに薬物）
・rheumatic〔リウマチ性（コラーゲン血管性collagen vascular）〕，amiloid（アミロイド性），paraneoplastic（腫瘍随伴性），infectious（感染性），systemic disease（全身性疾患），tumors（腫瘍）

2 末梢神経損傷に特異的な現象

a. ウォラー変性

▶末梢神経が切断されるような損傷を受けたとき，末梢側，中枢側ともに軸索，髄鞘が崩壊，消失する。ついでシュワン細胞の増生，軸索末端部の再生による肉芽形成が起こる。

b. ティネル（Tinel）徴候

▶神経の走行に沿って末梢側から中枢側に向かってタッピングしながら逆行し，被検者が末梢への放散痛を訴える点をティネル徴候陽性とする。神経の再生回復を示す臨床的に有用な方法である。

3 治 療

▶末梢性ニューロパチーの原因で最も多いのは，糖尿病とアルコール症であり，それらの対策が重要である。

▶手術療法としては，神経縫合（神経上膜縫合，神経周膜縫合）や神経剝離がある。

▶ リハビリテーションによる廃用症候群の予防，機能回復療法，自助具・装具による代償機能，誤用・過用症候群の予防を行う。

4 腕神経叢麻痺

▶ 損傷部位により2つに分けられる。節前損傷（引き抜き損傷）では神経の自然回復は期待できないが，節後損傷ではその程度により神経回復の程度が異なる。

▶ 障害分布により，上位型：エルプ・デュシェンヌ（Erb-Duchenne）麻痺（$C_{5, 6, 7}$），下位型：クルンプケ（Klumpke）麻痺（C_8, Th_1），全型（C_5〜Th_1）に分けられる。

▶ 損傷機序による分類には以下のようなものがある。

・外傷性腕神経叢損傷：単車による事故，引き抜き損傷が多い
・分娩麻痺：分娩時の外力による
・絞扼性神経障害：上肢→胸郭出口症候群（リュックサック麻痺）
　　　　　　　　　下肢→感覚異常性大腿神経痛
・その他：癌転移，放射線照射など

5 多発ニューロパチー

▶ 末梢神経の広範な障害により生じる臨床症状の総称で，四肢末梢優位，左右対称性，筋力低下，感覚障害，腱反射減少〜消失を認める。

6 ギラン・バレー（Guillain-Barré）症候群

▶ 免疫反応の異常に基づく末梢神経系の炎症性脱髄疾患で，時期，性別を問わず発症する。約半数に呼吸系または胃腸系の感染症が先駆する。外科的手術後や，各種のワクチン接種後にも起こる。髄液の蛋白量は増加するが，細胞数は増加しない（髄液蛋白細胞解離）。運動性ニューロパチーで最も多い。

▶ 下肢，ついで上肢の筋力が低下する。麻痺は上行性で，近位から体幹に及ぶ。脳神経麻痺と四肢麻痺により，起立・歩行不能となる。呼吸障害，構音・嚥下障害をきたし死亡することもある。運動麻痺が優位で感覚障害は軽度である。ときに膀胱直腸障害をきたすこともある。

表38 ギラン・バレー症候群の診断基準

診断に必要な特徴	2肢以上の進行性の筋力低下 腱反射消失
診断を強く支持する特徴	数日～4週間の進行 比較的対称性 軽度の感覚障害 脳神経障害 進行停止後に回復 自律神経機能不全 発熱がない 髄液蛋白細胞解離 神経伝導速度の低下
診断に疑問をもたせる特徴	筋力低下の持続性の著明な非対称 持続性の膀胱または直腸の機能不全 発症時の膀胱または直腸の機能不全 髄液中の50/μLを超す単核白血球 髄液中の多形核白血球の存在 鮮明な感覚レベル
診断を除外する特徴	ヘキサカーボン(有機溶剤)乱用 急性間欠性ポルフィリン症 ジフテリア 鉛ニューロパチー 純粋な感覚症候群 ポリオ,ボツリヌス中毒,中毒性ニューロパチー

(Asbury and Croblath, 1990)

▶ 通常,経過は良好である。ただし,手指の障害,下垂足など末梢での障害を残すことが多い。

7 シャルコー・マリー・トゥース(Charcot-Marie-Tooth)病

▶ 下肢遠位部の神経原生筋萎縮を主徴とし,下位運動ニューロン,第一次感覚ニューロンが傷害される疾患群である。常染色体優性遺伝であるが,劣性遺伝,孤発例もみられる。

▶ 小児後期から思春期にかけて発症するが,軽症例は成人でも起こり,きわめて緩徐に進行し,なかには進行が停止する症例もある。

▶ 足部,下腿,大腿下1/3の筋萎縮(コウノトリの脚),歩行障害(筋力低下と感覚性失調:下垂足,鶏歩),足・下腿の痛み・筋痙攣,手から前腕にかけての筋萎縮,鷲手などをきたす。

8 糖尿病性ニューロパチー

▶ ニューロパチー中で最も多い。全身性で，多発性のニューロパチーが一般的である。四肢遠位（手袋型，靴下型）の感覚麻痺をきたすことが多い。自律神経障害が現れることも多い。第3脳神経を障害して眼瞼下垂をきたすこともある。

9 単ニューロパチー

▶ 単一の末梢神経が侵され，その神経の支配領域に運動・感覚障害が生じる。

a. 上肢の絞扼性神経障害

▶ 上肢の絞扼性神経障害で正中神経麻痺（→猿手）をきたすものとしては手根管症候群，前骨間神経症候群などが知られている。

▶ 上肢の絞扼性神経障害で尺骨神経麻痺（→鷲手）をきたすものとしては，肘部管症候群，尺骨管症候群などが知られている。

▶ 上肢の絞扼性性神経障害で橈骨神経麻痺（→垂れ手）をきたすものとしては，腕枕による土曜日の夜麻痺や，松葉杖麻痺などが知られている。

b. 下肢の絞扼性神経障害

▶ 下肢の絞扼性性神経障害は上肢のそれよりも頻度は少ない。

▶ 総腓骨神経麻痺をきたすと，足，足指の背屈筋に運動麻痺（背屈不能-下垂足），支配領域（足背部，下腿外側部）に感覚異常を生ずる。

7. 神経筋接合部疾患と筋障害（ミオパチー）

神経筋接合部疾患と筋障害は厳密には神経疾患ではないが、これらの疾患は四肢の運動麻痺をきたすので、鑑別診断上も大切な疾患である。神経筋接合部疾患は易疲労性を示す。ミオパチーは骨格筋の異常による障害で、感覚障害を伴わない近位筋優位の対称性筋力低下をきたす。

- ▶ ミオパチーは一般的に次のように分類される。
    - ・炎症性ミオパチー
    - ・筋ジストロフィー
    - ・先天性ミオパチー
    - ・代謝性ミオパチー
    - ・ミトコンドリアミオパチー
    - ・中毒性ミオパチー
    - ・内分泌性ミオパチー
    - ・感染性ミオパチー

- ▶ 特異なミオパチーとして、周期性四肢麻痺（カリウム感受性で、突発性弛緩性麻痺）やミトコンドリア脳筋症（ミトコンドリアDNAの変異による）などがある。

1 重症筋無力症

- ▶ 末梢運動神経の骨格筋との接合部が傷害される神経筋接合部疾患である。

- ▶ 男性に多く、初発ピークが3峰性（5歳以下、20歳代、40歳以降）で、後天性自己免疫性のものが大部分を占める。

- ▶ 神経筋接合部のアセチルコリン受容体に対する自己抗体が産生され、抗原抗体反応を起こす（アセチルコリン受容体機能が阻害される）疾患である（p.14 図8参照）。

- ▶ 症状は、眼症状に限局する型（眼筋型）と全身症状を伴う型（全身型）がある。易疲労性を有する筋力低下は朝には症状が軽く、午後に悪化する（日内変動）。反復運動で誘発される。

- ▶ 診断は抗アセチルコリン受容体抗体価の陽性（約95％）、誘発筋

電図，薬物反応による。

▶ 治療としては，コリンエステラーゼ阻害薬，副腎皮質ホルモン，免疫抑制薬などを用いた薬物療法，血漿交換療法，手術療法として胸腺切除などが行われる。

2 多発性筋炎，皮膚筋炎

▶ 骨格筋の炎症所見を示す疾患群の総称で，女性に多い。大部分が特発性で，感染性のものもある。発病ピークは2峰性（5～14歳，50～60歳）である。

▶ 遺伝的要因，自己免疫的要因の関与が考えられる。約20%が他の膠原病，橋本病，重症筋無力症と並存する。5年生存率は60～80%で，急性進行例，間質性肺炎例は予後不良である。

▶ 筋症状としては，亜急性に進行する四肢近位筋の対称性筋力低下，筋痛，筋把握痛がある。近位筋から遠位筋へと進行し，嚥下障害，呼吸障害，筋萎縮をきたす。

▶ 感覚障害は生じない。腱反射は一般に減弱する。皮膚症状は，ヘリオトロープ皮疹（上眼瞼に認められる青紫色の皮疹），ゴットロン（Gottron）徴候（手指関節伸側の落屑性紅斑），四肢伸側の紅斑がみられる。

▶ 全身症状としては，易疲労性，発熱，体重減少，レイノー（Raynaud）現象などがみられる。他臓器症状としては，肺炎，無気肺，心筋症，心不全，心伝導障害などがみられる。

▶ 診断はCK（クレアチンキナーゼ）高値，筋電図，筋生検による。

▶ 治療は，栄養を主体とする対症療法と薬物療法（副腎皮質ホルモン，免疫抑制剤，サイログロブリン）による。リハビリテーションとしては，急性期は安静の上で関節可動域（ROM）を保持し，筋炎鎮静化後に理学療法を行う。

3 進行性筋ジストロフィー

▶ 成人で最も多くみられる筋強直性ジストロフィーとデュシェンヌ（Duchenne）型筋ジストロフィーがよく知られている。

▶筋強直性ジストロフィーは10歳頃に発症することが多いが，先天性のものもある。その症状の重症度にはかなりの個人差がある。常染色体優性遺伝の多臓器疾患で，初発症状はミオトニア（筋収縮後に筋の緊張が持続しつづける状態），歩行障害などである。ミオトニアは強い筋収縮の後に筋弛緩が障害されるもので，手と眼瞼にみられることが多い。

▶デュシェンヌ型筋ジストロフィーの大部分は，骨格筋障害のほかに心電図異常を示す。しかし実際に症状を呈するのはごくわずかである。腸の蠕動運動の低下，厚脳回症の合併による精神運動発達遅延をきたしたりすることがある。

第11章

神経疾患の治療法

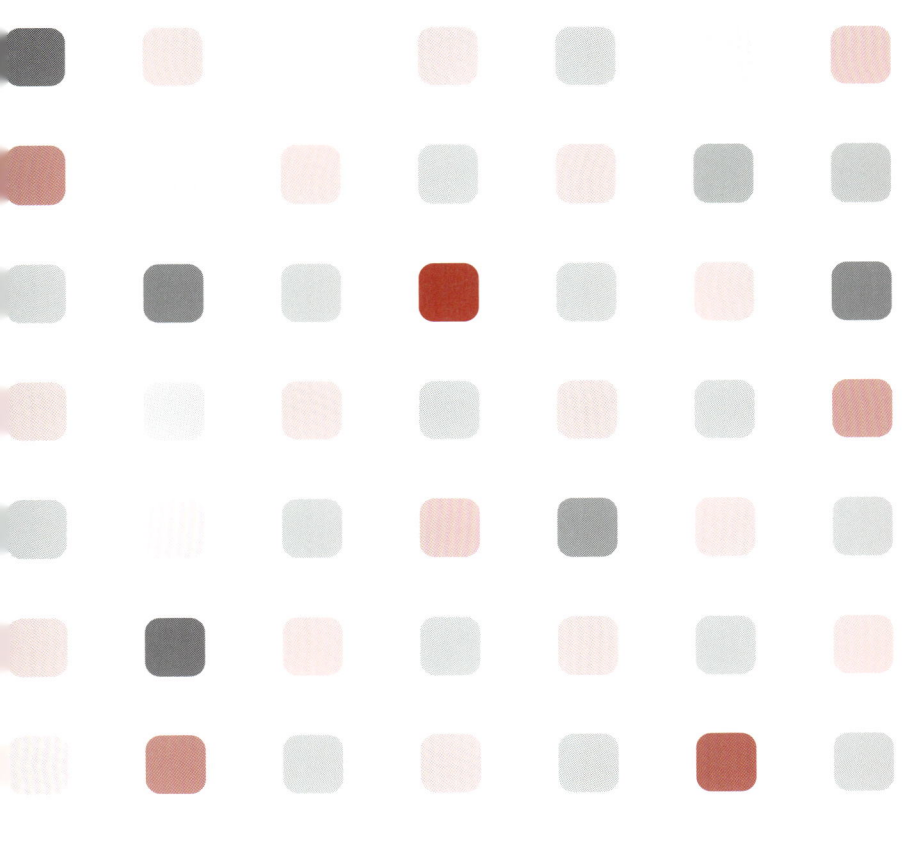

神経疾患の治療法

神経疾患の治療法に関して国家試験で出題されることは少ないが，一般的なものについての知識は必要である。
薬物療法を主とする保存的治療法と手術を主とする外科的治療法に大別される。病変の種類により，患者のQOLを考慮して（表39）対症療法にとどめたり，根治療法が行われたりする。それぞれの疾患の項で疾患別の治療につき述べたので，ここでは神経疾患に用いられる一般的な治療法について，その要点を述べるにとどめる。

▶神経疾患の治療に用いられる薬物療法としては，次のようなものがある。

- 脳浮腫に対する薬物療法には，ステロイド，マンニトール（脱水剤）などが使用される。
- 抗痙攣薬としては，ジフェニールヒダントイン（アレビアチン®），バルプロ酸ナトリウム（デパケン®）などが使用される。
- 脳代謝賦活薬としては，酒石酸プロチレリン（ヒルトニン®）などが用いられる。
- 血圧のコントロールに降圧薬と昇圧薬が使用される。
- 感染の予防・治療に抗菌薬が使用される。
- 血管閉塞の治療に，線溶薬，抗凝固薬，抗血小板薬などが使用される。

▶手術の適応には，絶対的適応と相対的適応がある。手術はその目的から，根治的手術，姑息的手術，機能的手術，再建的手術，予防的手術に分類される。

▶CT・顕微鏡下手術，定位放射線治療，血管内手術，内視鏡手術などを行うことによって，神経疾患の治療成績が向上した。

▶脳神経外科手術の代表的な術式には，穿頭術，開頭術，髄液シャント手術，経蝶形骨洞手術，定位脳手術，頸動脈内膜剥離術，椎弓切除術（脊髄後方到達法）と脊椎前方固定術（脊髄前方到達法）などがある。

▶開頭術に伴う合併症としては，頭蓋内後出血，術後脳浮腫，術後

感染，脳血管攣縮，痙攣発作，神経学的欠損症状の発現・増悪などがあげられる。

▶開頭術後合併症は，しばしば術後意識障害の原因となる。したがって，術後にはバイタルサインと意識状態の観察を頻繁に行い，意識障害をきしたときには，早期に原因を究明し適切な処置を行わなければならない。

▶開頭術後に出血をきたしたときには再開頭を行い，早急に血腫を除去しなければならない。脳浮腫は術後2〜3日に最も強くなる。痙攣発作は脳浮腫を増強するので，痙攣の発生が予測されるときには術前から抗痙攣薬を用いることがある。

表39 カルノフスキー・スケール（Karnofsky scale）

全身状態	%	コメント
通常の日常生活を行い障害なしに働ける	100	正常，症候なし
	90	日常生活はできるが，軽度の障害がある
特別な治療を必要としない	80	努力をすれば日常生活はできるが，はっきりした障害がある
働けない 介助が多少必要であるが家庭で介助できる	70	自身の世話はできるが，日常生活に支障があり仕事はできない
	60	ときに介助を必要とするが，自身の世話は大部分できる
	50	かなりの介助を必要とし，医療も必要とする頻度が高い
	40	専門的介助が必要であるが，在宅でもできる
自身の世話ができない 入院または在宅介護を要する 疾患が進行することがある	30	入院の適応となるが，死が差し迫ってはいない
	20	病気が重く，入院が必要
	10	瀕死の状態

◇患者の日常生活の活動性QOLを評価するのに，カルノフスキー・スケールが用いられることがある。

▶頭蓋咽頭腫など視床下部病変の術後には，水電解質代謝異常，尿崩症，中枢性（脳性）高熱などをきたすことがある。

解説 ❷ 定位放射線治療

定位放射線治療は病巣部に限局した照射が行える点が従来の放射線治療とは異なる。したがって，照射野に含まれる正常組織の容積が小さいため，1回に大線量を照射することが可能である。1回で大線量を照射する治療法をstereotactic radiosurgery（SRS：定位手術的照射）といい，少線量を分割して照射する方法をstereotactic radiotherapy（SRT：定位放射線治療）という。以下に代表的な治療法をあげる。

[1] ガンマナイフ（gamma knife）

ガンマナイフとは，メスを使って頭を切開せずに，ガンマ（γ）線という放射線を外から脳内の病巣に向けて当てる治療法である。1968年スウェーデンで開発された器機で，脳腫瘍や脳動静脈奇形の治療に有効である。201個のガンマ線を一点に集めて病巣を破壊する装置で，ちょうど虫めがねで太陽の光を集めると紙が燃え出すのと同じ原理である。

この器機の最大の特徴は，脳の深部で手術ができない病巣も治療が可能なことである。また身体的な負担が少なく，高齢の患者や全身状態が悪い患者でも治療が可能である。さらに，入院期間もおよそ2泊3日と短く，治療翌日から社会復帰できるという大きな利点がある。

適応疾患は脳腫瘍や脳動静脈奇形などで，直径3 cm以下の小さい病変が対象になる。最近は三叉神経痛にも用いられるようになった。大きな病巣の場合は開頭手術が必要だが，手術後に腫瘍が残った場合に追加治療として，ガンマナイフ治療を行うことがある。転移性脳腫瘍に非常に有効で，腫瘍によって生じた麻痺などの症状が治療後に劇的に回復するため患者の満足度も高い。

ガンマナイフは，わが国では50以上の施設で稼動しており，いまや脳外科領域ではなくてはならない治療法のひとつとなっている。なお，わが国ではガンマナイフ治療の保険診療が認められている。

[2] リニアック（lineac）

リニアックによる定位放射線治療も，最近急速に普及しつつある。これはガンマナイフと同様，患者の頭蓋骨にフレームを固定して行う。そのフレームをリニアックのベッドあるいはフロアに設置した固定具に固定する。円形の穴の開いたコリメータでビームを形成し，病巣に円弧状の照射を行う。ベッド位置を回転させることによって回転面を変化させることができ，5～6平面での円弧状の照射を行うことによって球状の線量分布を得ることができる。ガンマナイフと同じく，不整形の病巣では複数個のアイソセンター（照射中心）に照射を行って，病巣の形に一致した線量分布を作成する。しかし，1アイソセンターでの照射でも30～40分の時間が必要なことから，実際には3アイソセンター程度までしか照射できないのが現状である。

[3] サイバーナイフ（cyber knife）

サイバーナイフは，産業用ロボットに小型のリニアックを搭載した装置である。サイバーナイフの特徴は，患者の位置認識システムを持っていることと，リニアックをロボットに搭載することによって，アイソセンターのない照射が可能になったことである。治療前に撮影したCTから，X線透視と同じ斜め2方向から撮った画像を再構成する。そして，リアルタイム画像とCTからの再構成画像を重ね合わせることにより患者位置の移動量を数値化し，照射部位を調整する。患者位置のズレはロボットが自動的に追尾して照射を行うので，治療中の患者の動きは自動的に補正でき，フレームによる患者固定が不要である。フレーム固定が不要であるため，分割照射（SRT）が可能である点が優れている。

[4] まとめ

以上のように，定位放射線治療は日帰りあるいは短期入院で行えるので，時代のニーズにあった神経疾患の治療法といえる。ガンマナイフ自体は脳専用器機のため，脊髄など他の部位の治療には使えないが，サイバーナイフを用いて肺癌や肝臓癌などに対する臨床治験も行われている。今後のサイバーナイフ治療は，ガンマナイフ治療の難しい領域を補う形で発展していくものと思われ，これからの定位放射線治療のさらなる進歩が期待される。今後は対象とされる疾患に対して，その病巣の形・部位・大きさなどにより，それぞれの装置の利点，欠点を考慮の上，総合的に判断して機種選択が行われることになるものと思われる。

解説 ③ 脳血管内治療

デジタル・サブトラクション血管造影（DSA）を用いた脳血管内治療が開始されるようになり，脳神経外科治療法の選択肢が増えると同時に，その併用療法も行われるようになった。このように脳神経外科疾患に対する顕微鏡下手術・脳血管内治療・定位放射線治療など治療法の選択肢の増加に伴い，治療戦略も変わってきた。すなわち，それぞれの治療法が対立して単独療法として存在するのではなく，その長所を活かし，互いの欠点を補うかたちで，併用・補助療法が行われるようになり治療成績も向上した。例えば脳動静脈奇形に対し3つの治療法を適切に組み合わせる併用療法によって，以前より治療成績が著しく向上した。

脳動脈を造影する方法は動脈を直接穿刺する方法に始まり，ついで動脈を切開してカテーテルを挿入する方法が行われるようになった。しかし，1953年にセルディンガー（Scheldinger）が経皮的カテーテル法を創始してからは，検査が安全に行われるだけではなく，患者の負担を軽減することができるようになった。この頃から，カテーテルや造影剤，血管撮影装置も飛躍的に進歩し，1960年代に入ると，経皮的カテーテル法でほとんど全身の動脈の造影が可能になった。このように血管造影の技術が進歩したことで，脳動脈閉塞，脳動脈瘤，脳動静脈奇形，脳腫瘍などの異常血管が正確に診断できるようになった。

次の進歩は，この血管造影の技術を単に検査にとどまらせず治療に応用したことである。通常，X線透視下にカテーテルを挿入して血管の中から行う治療をインターベンションという（まだ適当な日本語訳が与えられていない）。血管造影が可能な部位の病変はすべてインターベンションの対象になりうる。現在行われているインターベンションを大別すれば，血行再建術と塞栓術に分けることができる。

急性期の閉塞性病変に対する血行再建術としては，病変血管に対して選択的に血栓溶解療法を行うことが多い。血管が閉塞に至る前段階の狭窄に対しては，バルーンカテーテル（先端に風船のついたカテーテル）を用いて血管拡張術を行い虚血を解除することができる。現在，下肢動脈，冠状動脈から脳動脈に至るまで多くの動脈の狭窄・閉塞を治療することが可能となった。血管拡張後の再狭窄を防止するためにステントの挿入（脳血管形成術）も盛んに行われるようになった。

脳動脈瘤に対する塞栓術は，カテーテルの先端を血管の中から直接動脈瘤内へ到達させ，動脈瘤のみを閉塞させる方法である。塞栓物質としては，液体（接着剤やアルコール），粒子，絹糸，金属コイル（プラチナなど），離脱性バルーンなどが用いられ，最近は主としてプラチナコイルで開頭することなく脳動脈瘤を閉塞できるようになった。脳動静脈奇形に対しても塞栓術が行われるようになり，目的に応じた塞栓物質を用いて閉塞できるようになった。

大量出血が予測される脳腫瘍の摘出術の術前に腫瘍への栄養血管を閉塞することによって術中出血を少なくさせ，輸血なしで手術を行えるようになった。また，腫瘍を摘出しない場合でも，抗腫瘍薬を選択的に栄養血管に注入し，腫瘍を縮小させることもある。

第12章

神経学の知識の整理

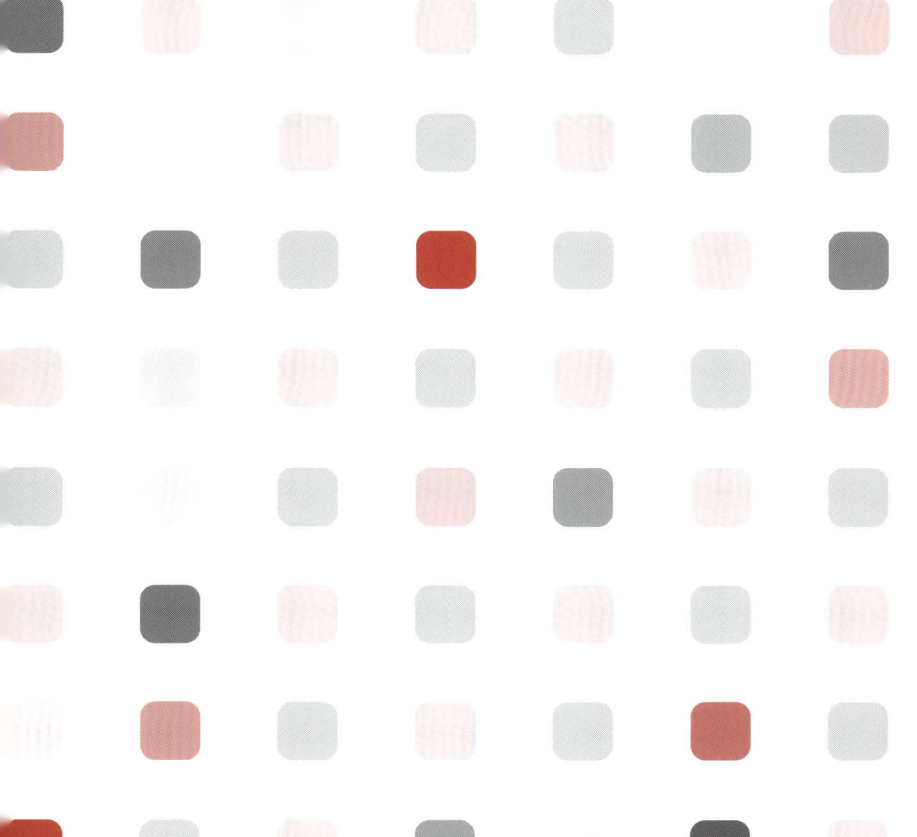

第12章　神経学の知識の整理

知識の整理

- 神経学の学習では記憶しなければならない事項が多く，国家試験などに向けて勉強する際，どのような項目に重点を置けばよいか難渋するものと思われる。そこで，PT・OT・ST学生の国家試験の過去問題の出題事項を中心に神経学の知識の整理の章を設けたので活用していただきたい。
- この章に記載されている用語の関連やそれぞれの意味を説明できるように参照頁に戻って復習していただきたい。

1 神経系の構造と機能
（図33）

a. 神経系（p.4）
- ▶神経系の細胞…ニューロンとグリア（膠細胞）
- ▶神経系…中枢神経系（脳・脊髄），末梢神経系（脳神経・脊髄神経），自律神経系
- ▶中枢神経系…脳（大脳皮質・大脳辺縁系・大脳基底核・内包・間脳・脳幹・小脳），脊髄

b. 脳（p.5, 22）
- ▶血液脳関門…毒物からの脳の防御，脳浮腫
- ▶脳のエネルギー代謝…脳血流と脳代謝のカップリング
- ▶脳内神経伝達物質…セロトニン・アセチルコリン・ドパミン・ノルアドレナリン・グルタミン酸

c. 大脳半球（p.5）
- ▶大脳半球…前頭葉・頭頂葉・側頭葉・後頭葉
- ▶高次機能…言語・認知・思考・記憶
- ▶機能局在…運動領・感覚領・言語中枢・連合野

d. 大脳辺縁系（p.6）
- ▶辺縁系…扁桃体・海馬・帯状回・脳弓・島（→記憶・学習・情動・本能）

e. 大脳基底核（p.6）
- ▶大脳基底核…尾状核・レンズ核（被殻と淡蒼球），線条体（尾状核と被殻），扁桃核，前障
- ▶大脳基底核の線維結合…線条体・淡蒼球・黒質（中脳）〔→筋緊張・運動調節（→不随意運動）〕

f. 内包（p.6）
- ▶内包後脚…錐体路

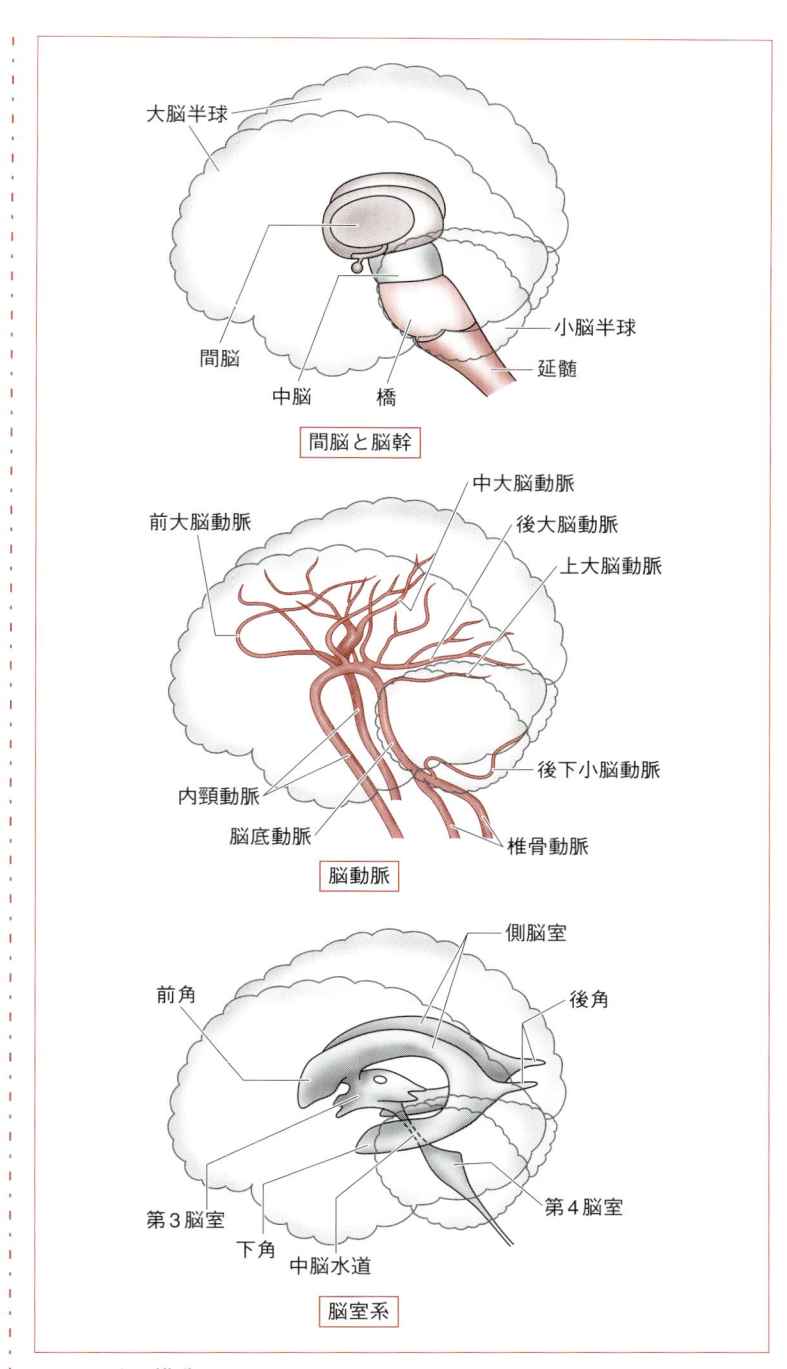

図33　脳の構造

g. 間　脳 (p.7)

- ▶ 間脳…視床（意識レベルの調節，感覚の中枢）・視床下部（ホメオスタシス維持）
- ▶ 視床の障害…視床痛
- ▶ 視床下部の機能…内分泌機能（→尿崩症）および自律神経機能（睡眠，摂食，体温，電解質，肥満・るいそう，性機能）

h. 脳　幹 (p.8)

- ▶ 脳幹…中脳（姿勢調節・瞳孔反射）・橋（排尿中枢）・延髄（呼吸・循環中枢）

i. 小　脳 (p.9)

- ▶ 小脳の機能…姿勢・運動制御，構音（→失調性歩行，失調性構音障害，測定障害，企図振戦）

j. 神経路 (p.10)

- ▶ 神経路…上行路（感覚性伝導路：脊髄視床路・後索路・脊髄小脳路），下行路（運動性伝導路：錐体路）
- ▶ 脊髄視床路（前側索路）…表在感覚（温度覚・痛覚・触覚）
- ▶ 後索路…深部感覚（位置覚・振動覚・立体覚・2点識別覚・図形識別覚）
- ▶ 錐体路…骨格筋による随意運動
- ▶ 視覚路・聴覚路・平衡覚路・味覚路・嗅覚路

k. 脊　髄 (p.11)

- ▶ 脊髄反射…伸展反射，屈曲反射（→深部腱反射）

l. 末梢神経系 (p.8, 12)

- ▶ 脳神経核…中脳（Ⅲ, Ⅳ）・橋（Ⅴ, Ⅵ, Ⅶ, ），延髄（Ⅷ, Ⅸ, Ⅹ, Ⅺ, Ⅻ）
- ▶ 脊髄神経叢…腕神経叢，腰仙骨神経叢
- ▶ 脊髄神経…骨格筋（随意筋）支配と皮膚への分布

m. 自律神経系 (p.13, 15)

- ▶ 自律神経系…交感神経系（節後ニューロンはアドレナリン作動性）と副交感神経系（節後ニューロンはコリン作動性）
- ▶ 自律神経失調症…原発性自律神経機能不全（心拍数，血圧のコントロールができなくなる→体位性失神，膀胱・腸管の機能不全→失禁や勃起不全）
- ▶ 脳神経の副交感神経成分…Ⅲ（縮瞳），Ⅶ（唾液腺・涙腺の分泌），Ⅸ（唾液腺の分泌），Ⅹ（胸・腹部臓器の運動と腺分泌）

n. 中枢神経の被覆構造物 (p.18)

- ▶ 脳の被膜（髄膜）…硬膜，くも膜，軟膜

	o. 脳血管(p. 19)	▶脳の血管支配…テント上腔の脳（内頸動脈→前・中大脳動脈），テント下腔の脳（椎骨-脳底動脈→後大脳動脈）
	p. 脳脊髄液（髄液）(p. 22)	▶脳脊髄液…産生（脈絡叢），循環（脳室・くも膜下腔），吸収（くも膜顆粒→上矢状静脈洞）
		▶脳室系…側脳室（左，右）・モンロー孔・第3脳室・中脳水道・第4脳室→マジャンディー孔，ルシュカ孔

2 神経疾患の症候

	a. 頭蓋内圧亢進(p. 26)	▶頭蓋内亢進をきたす病態…占拠性病変（脳腫瘍），脳浮腫，水頭症，静脈灌流障害
		▶頭蓋内圧亢進の症候…急性（脳ヘルニア），慢性（頭痛・嘔吐・うっ血乳頭など）
		▶脳ヘルニア…テント切痕ヘルニア，小脳扁桃ヘルニア（大後頭孔ヘルニア）
	b. 意識障害(p. 28〜31, 77)	▶意識障害の原因…テント切痕ヘルニアによる二次的脳幹障害，脳幹網様体損傷，代謝性・中毒性疾患
		▶意識障害の評価法…JCS（Japan Coma Scale），GCS（Glasgow Coma Scale）
		▶意識障害の予後判定…聴性脳幹反応（ABR）
	c. 運動麻痺(p. 32)	▶運動麻痺…上位運動ニューロン障害（痙性麻痺），下位運動ニューロン障害（弛緩性麻痺）
		▶痙性麻痺をきたす障害部位…大脳中心前回皮質，半卵円中心-内包-大脳脚，橋底部，延髄錐体，脊髄側索・前索
		▶筋萎縮をきたす弛緩性麻痺の障害部位…末梢神経，神経筋接合部，筋肉
		▶脳幹部障害による麻痺…病巣と同側の脳神経麻痺と対側の片麻痺（交代性片麻痺）
	d. 頭痛(p. 35)	▶頭痛…一次性頭痛（片頭痛，緊張型頭痛，群発頭痛）と二次性頭痛
		▶危険な頭痛…外科的処置が必要なもの（くも膜下出血，脳出血），内科的処置が必要なもの（髄膜炎）
		▶片頭痛の急性期治療薬…セロトニン受容体作動薬（トリプタン）

e. 感覚障害（疼痛・しびれ） （p. 38, 41）	▶ 解離性感覚障害……脊髄視床路と脊髄後索路の経路が異なるため	

- ▶ 解離性感覚障害……脊髄視床路と脊髄後索路の経路が異なるため
  ① 脊髄中心部障害……両側髄節性の温・痛覚消失。触覚・深部覚は正常
  ② 脊髄前部障害……障害レベル以下の温・痛覚消失と対麻痺，膀胱直腸障害。深部覚は正常
  ③ 脊髄半側障害……病巣側の運動障害と深部覚障害，反対側の温・痛覚消失，障害レベルでの帯状の全感覚消失
  ④ 脊髄後部障害……著明な深部覚障害
  ⑤ 索性脊髄障害……脊髄の後索と側索の障害
  ⑥ 延髄外側障害……病巣側顔面の温・痛覚障害と各種の延髄外側症候，反対側顔面以下の温・痛覚消失（→ワレンベルグ症候群）

f. 痙攣 (p. 44)
- ▶ 発症時期……早期発症（特発性てんかん），遅発性（二次性・症候性てんかん）
- ▶ 新生児痙攣……周産期障害
- ▶ 乳幼児痙攣……代謝障害，先天異常，感染
- ▶ 症候性てんかん……脳腫瘍，脳血管障害，先天異常

g. 高次脳機能障害 (p. 45)
- ▶ 失語……優位半球障害
- ▶ 失行……劣位半球障害
- ▶ 失認……劣位半球障害
- ▶ ゲルストマン（Gerstmann）症候群……優位半球の角回障害（手指失認，左右失認，失書，失計算）

h. 言語障害 (p. 46)
- ▶ 言語障害……話し言葉の障害（失語症，構音障害），書き言葉の障害（失書，失読）
- ▶ 失語症……運動性失語（ブローカ中枢）・超皮質性運動性失語・皮質下性運動性失語，感覚性失語（ウェルニッケ中枢）・超皮質性感覚失語・皮質下性感覚性失語，伝導性失語，全失語，健忘性失語，言語領域孤立性失語

i. 嚥下障害 (p. 48)
- ▶ 嚥下運動に関与する脳神経……三叉神経，顔面神経，迷走神経，舌下神経
- ▶ 嚥下障害をきたす原因疾患……脳幹（特に延髄，橋）の出血や腫瘍

j. 認知症（痴呆）(p. 49)

- ▶ 認知症……アルツハイマー型認知症，レビー小体型認知症，脳血管性認知症など
- ▶ その他の認知症……甲状腺機能低下，ビタミンB群欠乏症，高カルシウム血症，神経梅毒，HIV感染症，薬物や毒物，正常圧水頭症，慢性硬膜下血腫，良性脳腫瘍，前頭側頭型認知症，進行性核上麻痺，ハンチントン病，クロイツフェルト・ヤコブ病など
- ▶ 認知症の症状……記憶障害，言語障害（失語），認識障害（失認），動作障害（失行），見当識障害，妄想・幻覚，焦燥，不安，徘徊などの行動・心理症状
- ▶ 外科的治療の対象となる認知症……正常圧水頭症（認知症，歩行障害，失禁の3徴候），慢性硬膜下血腫（老人の軽微な頭部外傷後には要注意），脳腫瘍（老人の前頭葉腫瘍，特に髄膜腫）
- ▶ 認知症の評価（知能検査）……長谷川式簡易知能評価スケール（HDS-R），ミニ・メンタル・ステート検査（MMSE）
- ▶ 認知機能改善薬……コリンエステラーゼ阻害薬〔ドネペジル（アリセプト®）〕

k. ふるえ（不随意運動）(p. 54)

- ▶ 振戦……静止（安静）時振戦（→パーキンソン病），姿勢時振戦（→本態性振戦，老人性振戦，アルコール性振戦などの薬物性振戦，甲状腺機能亢進症に伴う振戦），動作時振戦（小脳性振戦）
- ▶ 運動失調……小脳性（→協調運動障害）・前庭性（→平衡障害）・後索性（→深部感覚障害）
- ▶ その他の不随意運動……ミオクローヌス，舞踏病，ジストニア

l. 歩行障害 (p. 57)

- ▶ 歩行障害の分類……鶏歩（前脛骨筋の筋力低下），動揺歩行（下肢近位筋の筋力低下），痙性歩行（錐体路障害），失調性歩行（深部感覚障害，小脳障害），小刻み歩行（両側前頭葉または前頭葉皮質下の障害），すくみ足歩行（進行性核上性麻痺，パーキンソン病，ビンスワンガー病）

m. めまい (p. 59)

- ▶ 原因……視覚系・前庭迷路系・自律神経系・深部感覚系の障害
- ▶ 分類……末梢性めまい（内耳の障害），中枢性めまい（脳幹，小脳の障害），全身性めまい（低血圧），自律神経失調，頸性めまい
- ▶ 型……回転性めまい，浮動性めまい，失神型めまい
- ▶ メニエール病……3主徴（回転性めまい，耳鳴り，難聴）

n. 耳鳴り (p. 61)
- ▶ 感音性難聴（聴神経血管圧迫，聴覚中枢異常などの障害による）に伴う慢性の耳鳴り
- ▶ 伝音性難聴（中耳炎などによる）に伴う耳鳴り

3 神経学的診断法 (p. 64)
- ▶ 問診…主訴，発症年齢，発症様式，家族歴，既往症など
- ▶ 既往症…高血圧，糖尿病，痙攣発作，頭部外傷，一過性脳血発作など
- ▶ 家族歴…遺伝性疾患
- ▶ 診察…座位で対面して行う検査，ベッド上での検査
- ▶ 反射の種類…表在反射，深部反射，病的反射〔上肢（ホフマン反射，トレムナー反射，ワルテンベルグ徴候など），下肢（バビンスキー反射，オッペンハイム反射，ゴードン反射など）〕
- ▶ 小児の神経学的診断…精神運動発達遅滞の有無，原始反射（非対象，反応欠如，反射の遺残）
- ▶ 病巣局在…神経学的局在診断

4 神経学的検査法（補助診断法）(p. 70)
- ▶ 脳・脊髄CT・MRI…X線吸収値（CT値：低吸収値・高吸収値），MRI信号強度（低信号・高信号），f-MRI
- ▶ 脳血管撮影…3D-CTA，MRA，選択的脳血管造影
- ▶ 神経系の電気生理学的検査…脳波，筋電図，末梢神経伝導速度（→しびれ）
- ▶ 神経・筋生検…多発性筋炎・皮膚筋炎

5 主な神経疾患

a. 虚血性脳血管障害 (p. 88)
- ▶ 脳虚血の原因…脳血栓症，脳塞栓症，全身性低血圧など血行力学的変化
- ▶ 虚血性脳血管障害の分類…アテローム血栓性脳梗塞，心原性脳塞栓症，ラクナ梗塞
- ▶ 脳虚血による症状持続時間…一過性脳虚血発作（TIA：24時間以内に症状が完全に消失），RIND（症状が3週間以内に消失），完成脳卒中（症状を残すもの）
- ▶ 脳梗塞の画像診断…MRA，SPECT，diffusion/perfusion MRI
- ▶ 急性期脳梗塞の治療…therapeutic time window，tPAによる血栓溶解療法，アスピリンによる抗血小板療法，ウロキナーゼによる局所線溶療法，アルガトロバンによる抗凝固療法，オザグレルによる抗血小板療法，グリセロールによる抗脳浮腫療法，エダラ

ボンによる脳保護療法
- ▶脳血行再建術…内膜剝離術（CEA），頭蓋外-頭蓋内動脈バイパス術〔浅側頭動脈-中大脳動脈吻合（STA-MCA anastomosis）〕，脳血管内治療（ステント留置）

b. 出血性脳血管障害（p.93）
- ▶出血性脳血管障害の分類…高血圧性脳出血（脳内出血）〔被殻出血（40％），視床出血（30％），皮質下出血（10％），橋出血（10％），小脳出血（10％）〕，くも膜下出血（脳動脈瘤の破裂，ウィリス動脈輪，脳血管攣縮，ネッククリッピング，正常圧水頭症），脳動静脈奇形（AVM），もやもや病（若年型と成人型）

c. 頭部外傷（p.100）
- ▶頭部外傷による一次脳損傷…限局性・局所性損傷〔直撃損傷（coup injury）と反衝損傷（contre-coup injury）による〕，全般性損傷（びまん性損傷）〔回転損傷（加速減速損傷）による脳への剪断応力（shearing strain）による〕
- ▶頭部外傷による二次脳損傷…頭蓋内血腫，全身性二次損傷〔低酸素血症，低血圧〕
- ▶頭部外傷の分類…荒木の分類（第1～4型），脳震盪・脳挫傷・脳圧迫
- ▶外傷性頭蓋内血腫…急性硬膜外血腫（意識清明期），急性硬膜下血腫（重症頭部外傷で），急性脳内血腫（脳挫傷に合併），慢性硬膜下血腫（高齢者の軽微な頭部外傷後）
- ▶頭部外傷の治療…頭蓋内圧亢進への処置，全身管理，リハビリテーション

d. 脊髄損傷（p.104）
- ▶脊髄損傷の分類…脊髄震盪・脊髄挫傷・脊髄裂傷・脊髄断裂
- ▶脊髄損傷による神経機能消失…完全横断損傷（四肢麻痺・対麻痺→フランケルの分類），ブラウン・セカール症候群（脊髄半切損傷）・脊髄前部症候群・脊髄中心症候群・脊髄後部症候群・脊髄後部挫傷症候群（後根あるいは後角の刺激症状）
- ▶自律神経症状…排尿・排便障害，自律神経過反射
- ▶脊髄損傷の治療…症状の悪化防止，全身管理（排尿・排便管理，尿路感染予防，呼吸管理と気道感染予防，起立性低血圧の管理，褥瘡の予防・治療），リハビリテーション

e. 頭蓋内腫瘍（脳腫瘍）（p.110）
- ▶ 脳腫瘍の分類……良性腫瘍（髄膜腫，下垂体腺腫，聴神経鞘腫），悪性腫瘍（神経膠芽腫，髄芽腫，転移性脳腫瘍）
- ▶ 石灰化しやすい腫瘍……髄膜腫，乏突起膠腫，上衣腫，頭蓋咽頭腫，奇形腫，類皮腫，脳梁脂肪腫
- ▶ 腫瘍内に出血しやすい腫瘍……下垂体腺腫，神経膠芽腫，絨毛癌，悪性黒色腫

f. 脊椎変性疾患（p.121）
- ▶ 主な脊椎疾患……脊椎症，椎間板ヘルニア，後縦靱帯骨化症，黄色靱帯骨化症

g. 頭蓋頸椎移行部先天異常（p.123）
- ▶ 主な先天異常……頭蓋底陥入症，環軸椎亜脱臼，環椎癒合，歯状突起の形成異常，クリッペル・フェール症候群など

h. 脊髄疾患（p.125）
- ▶ 主な脊髄疾患……脊髄腫瘍（髄内腫瘍・硬膜内髄外腫瘍・硬膜外腫瘍），脊髄血管障害〔脊髄梗塞（アダムキーヴィッツ動脈の閉塞→前脊髄動脈症候群），脊髄動静脈奇形，出血性疾患（脊髄内出血・脊髄硬膜下出血・脊髄硬膜外出血）〕，脊髄空洞症，脊髄髄膜瘤，脊髄硬膜下・硬膜外膿瘍など

6 その他の神経疾患

a. 機能性疾患（p.136）
- ▶ てんかんの分類……特発性・真性てんかん（→新生児痙攣，乳幼児痙攣），症候性てんかん（→外傷性てんかん）
- ▶ てんかんの型……全般型と部分型
- ▶ ナルコレプシー……睡眠発作

b. 感染症（p.138）
- ▶ 髄膜炎の分類……細菌性，肉芽腫性（結核性，真菌性：クリプトコッカス，寄生虫性：トキソプラズマ），ウイルス性，無菌性
- ▶ 髄膜炎の診断・治療……腰椎穿刺（髄液検査）・抗菌薬
- ▶ 脳炎の分類……一次性脳炎（単純ヘルペス脳炎，日本脳炎など），二次性脳炎（インフルエンザ，麻疹，風疹，水痘などによる脳炎）
- ▶ 脳膿瘍の感染源……血行感染（敗血症，先天性心疾患），直達感染（耳鼻感染，穿通性外傷）
- ▶ 脳膿瘍の画像診断……多房性・多発性，造影剤による輪状造影増強（リングエンハンスメント）

c. 中枢神経系形態異常 （p. 131, 132, 141）	▶先天性水頭症…髄液の循環障害，交通性水頭症と非交通性水頭症，シャント手術（脳室-腹腔シャント） ▶脊髄空洞症…頭蓋脊椎移行部の髄液循環障害，キアリ奇形，ジャケット型感覚障害・解離性感覚障害，大後頭孔拡大術・空洞シャント術（空洞-くも膜下腔シャント） ▶神経管閉鎖不全（脊髄髄膜瘤，二分脊椎）…水頭症，キアリ奇形，脊柱の変形，膀胱直腸障害，下肢の運動・感覚障害，下肢の変形，肥満 ▶脳性麻痺の定義…出生前から新生時期までの間に生じた脳障害に基づく非進行性の運動障害 ▶脳性麻痺の病型…運動障害の分布（単麻痺，対麻痺，片麻痺，三肢麻痺，四肢麻痺）による分類，運動障害の性質（痙直型，アテトーゼ型，強剛型，失調型，振戦型，無緊張型，混合型）による分類
d. 変性疾患（p. 49, 54, 143）	▶アルツハイマー病…原発性進行性記憶障害，脳萎縮（特に前頭・側頭葉，海馬），大脳皮質でのアセチルコリン合成酵素の活性低下，神経原線維変化と老人斑 ▶パーキンソン病…黒質緻密部のドパミン作動性ニューロンの変性，無動・前屈姿勢・筋固縮（硬直）・静止時振戦。L-ドーパを用いた治療 ▶筋萎縮性側索硬化症…上位および下位運動ニューロンの退行性変性疾患 ▶脊髄小脳変性症…小脳性運動失調をきたし，小脳障害型，脊髄小脳型，脊髄障害型の3病型に分けられる
e. 脱髄疾患（p. 147）	▶多発性硬化症…脱髄と髄鞘再形成の反復，多彩な症状の再発と寛解の繰り返し，視力障害，脱髄斑
f. 末梢神経障害 （ニューロパチー） （p. 30, 40, 149）	▶ニューロパチーの原因…中毒，栄養障害，ギラン・バレー症候群，外傷，家族性など ▶ギラン・バレー症候群…上行性麻痺，髄液の蛋白細胞解離 ▶ベル麻痺…末梢性顔面神経麻痺 ▶主な神経痛…三叉・肋間・坐骨神経痛

g. 神経筋接合部疾患と筋障害（ミオパチー）
（p. 154）

- ▶重症筋無力症…神経筋接合部疾患，アセチルコリン受容体機能の阻害，日内変動
- ▶進行性筋ジストロフィー…筋強直性ジストロフィー，デュシェンヌ型ジストロフィー
- ▶周期性四肢麻痺…血清カリウム
- ▶ミトコンドリア脳筋症…ミトコンドリアDNAの変異

7 神経疾患の治療
（p. 158）

- ▶薬物療法…ステロイド療法，脱水療法，抗痙攣薬，抗菌薬
- ▶放射線療法…脳定位的放射線治療（ガンマナイフ，サイバーナイフ）
- ▶化学療法…脳腫瘍に対する抗腫瘍薬
- ▶手術療法…穿頭術，開頭術，髄液シャント手術，経蝶形骨洞手術，定位脳手術，頸動脈内膜剥離術，椎弓切除術（脊髄後方到達法），脊椎前方固定術（脊髄前方到達法）など
- ▶脳血管内治療…脳動脈瘤に対する塞栓術，脳腫瘍の栄養血管閉塞術，脳血管形成

参考書

- ◎を付けた参考書は本書の姉妹書で，画像を中心としたわかりやすい神経学入門書である．本書を補完する目的で役立ててほしい．
- 本書では，神経学を初めて学習する際の必要最小限の知識のみを取り上げた．本書に記載されていない事項に関して知りたいときには，神経学に関する多くの参考書の中から厳選した次の参考書を適宜参照してほしい．
- 神経学はさまざまな立場の人が学ぶものと思うが，さらなる検索の順序として，特にPT・OTを志す学生は●を付けた参考書を参照してほしい．これらの本の中でも触れられていない事項の検索には，○を付けた医師・医学生を対象にした参考書を参照してほしい．

◎森 惟明，鶴見隆正（著）：脳画像のみかたと神経所見 第2版．[CD-ROM付] 医学書院，2010年8月刊行予定

●奈良 勲，鎌倉矩子（監），川平和美（編）：標準理学療法学・作業療法学 専門基礎分野 神経内科学 第3版．医学書院，2009

○森 惟明（著）：ガイドライン脳神経外科学 改訂第3版．南江堂，1995

○山浦 晶，田中隆一（監）：標準脳神経外科学 第11版．医学書院，2008

○太田富雄，松谷雅生（編）：脳神経外科学 改訂10版．金芳堂，2008

○水野美邦（編）：神経内科ハンドブック 第4版．医学書院，2010

○田崎義昭，斉藤佳雄，坂井文彦（著）：ベッドサイドの神経の診かた 改訂17版．南山堂，2010

○服部孝道（監訳）：神経内科シークレット 第2版．メディカル・サイエンス・インターナショナル，2006 [Rolak AR：Neurology Secrets 4th ed.（原著）]

○大石 実（訳）：カラー図解 臨床でつかえる神経学．メディカル・サイエンス・インターナショナル，2006 [Reinhard Rohkamm：Color Atlas of Neurology（原著）]

索 引

欧文

ABR（聴性脳幹反応） 77
Aδ線維 38
Adamkiewicz動脈 128
ADI（環椎歯状突起間距離） 124
AEP（聴覚誘発電位） 77
agnosia 45
angionecrosis 93
angiopericytoma 115
aphasia 45
apraxia 45
astrocytoma 110,**127**
AVM（脳動静脈奇形） 97
β遮断薬 55
B線維 39
Babinski反射 65
Bell麻痺 33
Benedikt症候群 33
Broca失語 46
Brown-Sequard症候群 105
C線維 38
CAA（脳アミロイド血管症） 94
canthomeatal line 70
cavernous angioma 127
CBF（脳循環測定） 77
central neurocytoma 113,**115**
central pontine myelinolysis（CPM） 66
cerebral amyloid angiopathy（CAA） 93
Chaddock反射 65
Chamberlain線 123
Chance骨折 104
Charcot-Marie-Tooth病 152
Chiari奇形 123
circumduction gait 57
Claude症候群 34
CM線 70
computed tomography（CT） 70
contre-coup injury 100
coup injury 100
craniopharyngioma 111,**117**
Creutzfeldt-Jakob病（CJD） **50**,140
Crutchfield頭蓋直達牽引 106
CT angiography（CTA） 71
Cushing現象 26
cyber knife 160
DSA（デジタル・サブトラクション血管造影） 74,**161**
dual pain 39
EEG（脳波） 76
embryonal carcinoma 116
EMG（筋電図） 80
ependymoma 110,**127**
Erb-Duchenne麻痺 151
evoked potential 77
flow void 129
fluid-attenuated inversion recovery（FLAIR） 72
Foville症候群 34
Frankel分類 104
functional MRI（fMRI） 73
gamma knife 160
gangliocytoma 115
ganglioglioma 115
gate control theory 40
Gd-DTPA 72
GE（グラディエントエコー法） 72
germ cell tumor 116
germinoma 110,116,**117**
Gerstmann症候群 45
Glasgow Coma Scale（GCS） 30
glioblastoma 110
glioma 110,**114**
Gordon反射 65
Gottron徴候 155
Guillain-Barré症候群 151
hangman骨折 104
HDS-R（改訂長谷川式簡易知能評価スケール） 51
hemangioblastoma 127
Hoffmann反射 65
Horner徴候 131
Hounsfield units 70
Huntington病 50,**137**
ICP monitoring 77
ischemic penumbra 91
Jacoby線 75
Japan Coma Scale（JCS） 30
Jefferson骨折 104
Karnofsky scale 159
Kernig徴候 65
Klippel-Feil症候群 124
Klumpke麻痺 151
L-ドーパ **55**,137,144
lineac 160
locked-in症候群 34
Luschka孔 22
lymphoma 110,**117**
Magandie孔 22
magnetic resonance imaging（MRI） 72
McGregor線 123
medulloblastoma 110
melanoma 118
meningioma 110,**115**,127
metastatic brain tumor 117
Millard-Gubler症候群 33
MLF（内側縦束）症候群 33
MMSE（ミニ・メンタル・ステート検査） 51
Monro孔 22
MR angiography（MRA） **72**,90
multiple sclerosis（MS） 147
MVD（微小血管減圧術） 137
neurinoma 127

索引

neuroblastoma 110
neurocytoma 115
nidus 97
NMU（複合神経筋単位） 80
NPH（正常圧水頭症） 97
OA-PICA anastomosis 90
oligodendroglioma 110
one-and-a-half症候群 33
Oppenheim反射 65
os odontoideum 124
percutaneous laser disk decompression（PLDD） 122
PET（positron emission CT） 77
pituitary adenoma 111,116
PNET（未分化神経外胚葉性腫瘍） 110,115
Pott脊柱後弯 133
quick pain 38
Raynaud現象 155
RIND（回復性虚血性神経脱落症状） 89
S字状静脈洞 21
Schaeffer反射 65
schwannoma 110,115
SE（スピンエコー法） 72
SEP（体性感覚誘発電位） 77
shearing strain 100
slow pain 39
SLTA（標準失語症検査） 48
SPECT（single photon emission CT） 77
STA-MCA anastomosis 90,98
TCD（経頭蓋骨ドプラ） 77
TE（エコー時間） 72
teratoma 116
therapeutic time window 88,91
Tinel徴候 150
Tourette症候群 137
tPA（組織型プラスミノゲンアクチベータ） 86,91
TR（繰り返し時間） 72
transient ischemic attack（TIA） 84
Trömner反射 65
two cell pattern，胚芽腫の 117
vasospasm 96
VEP（視覚誘発電位） 77

Vim核，視床の 57
Virchow-Robin腔 117
Wallenberg症候群 33,42,89
Wartenberg徴候 65
Weber症候群 33
Wernicke-Mann肢位 57
Wernicke失語 46
Willis動脈輪 19,96
Willis動脈輪閉塞症 98
Wilson病 137
X線 70,75

あ

アシクロビル 139
アスピリン 86,92
アセチルコリン 5
アセトアミノフェン 40
アダムキーヴィッツ動脈 128
アテトーゼ 7,136,145
アテローム血栓 84,87,91,92
アドレナリン 40
アマンタジン 144
アルガトロバン 92
アルツハイマー型認知症 49
アルツハイマー病 49,143
アンカップリング 5
亜急性海綿状脳症→プリオン病 140
亜急性硬化性全脳炎（SSPE） 139
悪循環，痛みの 40
悪循環，頭蓋内圧亢進の 26
悪性黒色腫 113,118
圧覚 38
圧波，頭蓋内圧亢進の 27,77
荒木の分類 102

い

異常呼吸 30
意識障害 28,167
一次痛 38
一過性脳虚血発作（TIA） 84,89
一酸化炭素中毒 30

う

ウィリス動脈輪 19,96
──閉塞症 98

ウィルソン病 56,137
ウィルヒョー・ロバン腔 117
ウェーバー症候群 33
ウェルニッケ失語 46
ウェルニッケの感覚性言語中枢 6
ウェルニッケ・マン肢位 57
ウォラー変性 150
ウロキナーゼ 86,91
うっ血乳頭 27
うつ病性仮性認知症 51
運動 4
運動・感覚神経 39
運動異常 136
運動失調 10
運動障害 41
運動制御 4
運動性失語 46,47
運動性伝導路 10
運動ニューロン疾患 145
運動麻痺 32,167
運動領 6

え

エコー 77
エコー時間，MRIの 72
エダラボン 93
エミッションCT 77
エルプ・デュシェンヌ麻痺 151
延髄 8
延髄外側症候群 33,42
延髄空洞症 131
嚥下障害 48,168
嚥下中枢 9

お

オザグレル 92
オッペンハイム反射 65
オピオイド麻薬性鎮痛薬 40
黄色靱帯骨化症 121
嘔吐 27
嘔吐中枢 9
横静脈洞 21
温覚 38

か

カウザルギー 40
カップリング 5

索引

カルノフスキー・スケール　159
ガイドライン，脳卒中治療の　91
ガドリニウム　72
ガレン大静脈　21
ガンマナイフ　113, 117, 136, **160**
下位運動ニューロン障害　104
下行性痛覚抑制機構　40
下行路　10
下肢挙上テスト　122
下矢状静脈洞　21
下垂体切除術　136
下垂体腺腫　111, **116**
化学療法　113, 127
加速減速損傷　100
仮性球麻痺　6
蝸牛障害　61
回転損傷　100
灰白質　**5**, 10
海馬　6
海綿状血管腫　127
海綿静脈洞　21
開頭外減圧術　91
開頭術　86, 116, **158**
解離性感覚障害　41, **43**, 131
解離性大動脈瘤　128
外眼裂角外耳孔線　70
外傷性くも膜下出血　100
外傷性頸部症候群　60
外側溝　5
外転神経　13
外転神経麻痺　27
拡散強調画像　72
核下型神経因性膀胱　105
滑車神経　13
完成脳卒中　89
完全麻痺　33
間脳　7, **166**
感覚　4
感覚解離，脊髄空洞症の　42
感覚障害　41, 43, **126**, 168
感覚神経　39
感覚性失語　46, **47**
感覚性伝導路　10
感覚領　6
感染症　**138**, 172
関門制御説　40
環軸椎亜脱臼　123
環椎骨折　104

環椎癒合　124
眼球運動　4, **65**
眼精疲労　60
眼底検査　80
眼動脈　19
顔面痙攣　137
顔面神経　13
　── 損傷　102
　── 麻痺　**33**, 115

き

キアリ奇形　**123**, 141
ギラン・バレー症候群　151
橋　8
企図振戦　10, 136, **144**
奇形　45
奇形腫　113, **116**
既往症，意識障害の　29
既往症，神経疾患の　64
記憶　4
記憶障害　46, **51**
基底核　164
　──，大脳の　6
機能性疾患　**136**, 172
求心性視野狭窄　27
球麻痺　**49**, 145
嗅覚路　11
嗅神経　13
牛海綿状脳症（BSE）　140
巨大棘波　80
虚血性脳血管障害　**88**, 170
虚血性ペナンブラ　91
胸郭出口症候群　151
橋出血　94
橋中心髄鞘崩壊　66
局所線溶療法　91
筋萎縮　34
筋萎縮性側索硬化症　145
筋ジストロフィー　155
筋障害　**154**, 174
筋電図　80
緊張型頭痛　35

く

クエチアピン　54
クスマウル大呼吸　30
クッシング現象　26
クマリン　133

クラッチフィールド頭蓋直達牽引
　　106
クリッペル・フェール症候群
　　124
クルンプケ麻痺　151
クロード症候群　34
クロイツフェルト・ヤコブ病
　　50, 140, **143**
グラディエントエコー法　72
グリア　4, **26**, 114
グリセロール　27, **92**, 118
グルタミン酸　5
くも膜　18
くも膜下腔　22
くも膜下出血　35, 93, **96**
くも膜絨毛　23
繰り返し時間，MRIの　72
空洞シャント術　132
屈曲反射　12
群発頭痛　35

け

ケルニッヒ徴候　65
ゲルストマン症候群　45
外科的治療法　158
経蝶形骨洞　116
　── 手術　158
経皮的椎間板減圧術　122
経皮的脳血管形成術　87
脛骨神経　12
痙性対麻痺　105
痙性はさみ足歩行　58
痙性歩行　57
痙性麻痺　32
痙攣　29, **44**, 136, 168
頸動脈撮影　74
頸動脈内膜剥離術　158
頸部脊椎症（頸椎症）　121
鶏歩　57
血液希釈療法　92
血液脳関門　22
血管芽腫　127
血管撮影　72
血管周皮細胞腫　115
血管造影　71, **90**
血管内脱水　60
血管内治療　86, **97**
血栓溶解療法　91

結核性膿瘍　133
結節性多発動脈炎　128
言語　4
言語障害　46,168
言語中枢　6
言語領域孤立性失語　48
原始反射　66
減圧術　87,90,121
減圧椎弓切除術　106

こ

コンピュータ断層撮影　70
ゴードン反射　65
ゴットロン徴候　155
小刻み歩行　59
呼吸中枢　4,9
交感神経　15
交代性麻痺　33
交連線維　6,10
抗凝固療法　92
抗痙攣薬　158
抗血小板療法　92
抗てんかん薬　45
抗脳浮腫療法　91
更年期障害　60
後下小脳動脈　19,20
後脚，内包の　6
後交通動脈　19
後索刺激術　41
後索路　10
後縦靭帯骨化症　42,121
後大脳動脈　19,20
後頭動脈-後下小脳動脈吻合
　　　　　　　　87,90
後頭葉　5
高圧酸素療法　30,92
高血圧　93
高血圧性脳出血　6
高次脳機能障害　45,168
硬膜　18
硬膜外血腫　100,102
硬膜外出血　130
硬膜外腫瘍　128
硬膜下血腫　100,102
硬膜下出血　130
硬膜内髄外腫瘍　127
絞扼性神経障害（ニューロパチー）
　　　　　　43,151,153

構音障害　10,46,48
構成失行　6
膠芽腫　114
膠細胞　4
根性疼痛　121,127

さ

サイバーナイフ　160
サドル状感覚消失　106
坐骨神経　12
坐骨神経痛　40
再灌流障害　88
酢酸オクトレオチド　116
猿手　153
三叉神経　13
三叉神経痛　40,43,136
三次元CT　71

し

シェーファー反射　65
システルノグラフィ　75
シャルコー・マリー・トゥース病
　　　　　　　　152
シャント手術　27,141
シルビウス裂　5
シロスタゾール　91
シンチグラフィ　76
ジェファーソン骨折　104
ジストニー　57,136,144
ジフェニールヒダントイン　158
ジャーミノーマ　117
ジャケット型感覚障害　131
ジャコビー線　75
しびれ　41,168
四肢麻痺　33
弛緩性麻痺　32,105
肢端異常感覚　42
肢端紅痛症　42
姿勢制御　4
思考　4
指圧痕　27
視蓋脊髄路　11
視覚領　6
視覚路　11
視床　7
視床下部　7
視床出血　19,94
視床痛　8,40

視神経　13
視力・視野検査　80
歯状突起骨　124
自記オージオグラム　81
自律機能中枢　9
自律神経過反射　105
自律神経機能障害　64
自律神経系　12,15,166
自律神経失調　59
自律神経障害　60
磁気共鳴撮影　72
軸椎骨折　104
失禁　15
失語　45
失行　45
失語症　6,46
失書　46,48
失神，体位性　15
失調性呼吸　30
失調性歩行　10,58,59
失読　46
失認　45
膝状神経節神経痛　40
斜頸　57,137,144
灼熱痛　40
尺骨管症候群　153
尺骨神経　12
尺骨神経麻痺　153
手根管症候群　43,153
手術療法　158
酒石酸プロチレリン　158
周期性四肢麻痺　154
重症筋無力症　154
絨毛癌　113
出血性脳血管障害　93,171
純音聴力図　81
循環中枢　4,9
除痛手術　40
小脳　9,166
小脳出血　94
小脳性振戦　56
小脳扁桃ヘルニア　27
松果体腫瘍　116
焦点切除　45,136
上衣腫　110,114,127
上交叉性症候群　33
上行路　10
上矢状静脈洞　21,23

上小脳動脈　**19**,20
上方注視麻痺　27
静脈，脳の　21
静脈灌流障害　26
触覚　38
伸展反射　12
身体失認　6
侵害受容器　38
神経外傷　99
神経核　8
神経学的検査法　**69**,170
神経学的診察　64
神経学的診断法　170
神経芽腫　110
神経管　4
　──閉鎖不全　141
神経眼科検査　80
神経筋接合部　14
　──疾患　**154**,174
神経系　4,164
神経膠芽腫　110
神経膠細胞　4,114
神経膠腫　110,**114**
神経細胞腫　115
神経細胞由来腫瘍　115
神経耳科検査　81
神経症候　25
神経鞘腫　110,**115**,127
神経節膠腫　115
神経節細胞腫　115
神経線維　6
神経痛　40
神経伝達物質　5
神経路　**10**,166
振戦　54
深部腱反射　12
深部反射　65
進行性多巣性白質脳症（PML）
　　　　　　　　　　　139
進行性風疹全脳炎（PRP）　139

す

ステロイド　86,**106**,118,158
スピンエコー法　72
スマトリプタン　38
スローウイルス感染症　139
すくみ足歩行　59
頭蓋　18

頭蓋咽頭腫　111,**117**
頭蓋頸椎移行部先天異常　172
頭蓋骨折　102
頭蓋骨内腫瘍　109
頭蓋単純撮影　75
頭蓋底陥入症　123
頭蓋底骨折　102
頭蓋内圧亢進　24,**26**,167
頭蓋内圧モニター　77
頭蓋内出血　101
頭蓋内腫瘍　171
頭蓋披裂　141
頭蓋縫合早期癒合症　141
頭痛　27,**35**,167
水頭症　24,26,132,141
錐体外路系　6
錐体外路変性症　144
錐体骨骨折　102
錐体静脈洞　21
錐体路　6,9,**10**
随意運動　6
随伴症状，意識障害の　28
髄液　**22**,167
髄液シャント手術　158
髄液所見　76
髄液蛋白細胞解離　151
髄液漏　102
髄芽腫　110,**114**
髄内腫瘍　127
髄膜　18
髄膜炎　24,35,**138**
髄膜腫　110,**115**,127
砂時計腫　127

せ

セロトニン　5,**40**
正常圧水頭症　97
正中神経　12
正中神経麻痺　153
生検，神経・筋の　81
星細胞腫　110,**114**,127
赤核脊髄路　11
脊髄　**11**,166
脊髄圧迫　125
脊髄奇形　132
脊髄空洞症　42,**130**
脊髄血管障害　128
脊髄梗塞　128

脊髄硬膜下・硬膜外膿瘍（血腫）
　　　　　　　　　　　133
脊髄視床路　10
脊髄疾患　172
脊髄腫瘍　125
脊髄障害　42
脊髄小脳変性症　145
脊髄小脳路　10
脊髄ショック　105
脊髄神経　12
脊髄髄膜瘤　132,**141**
脊髄造影　76
脊髄損傷　**104**,171
脊髄中心症候群　42
脊髄動静脈奇形　129
脊髄内出血　130
脊髄半切損傷　105
脊柱　18
脊柱管拡大術　121
脊柱管狭窄症　42
脊柱管固定術　128
脊椎・脊髄疾患　119
脊椎前方固定術　158
脊椎損傷　104
脊椎単純撮影　75
脊椎披裂　141
脊椎変性疾患　**121**,172
節後損傷　151
節前損傷　151
舌咽神経　13
舌咽神経痛　40
舌下神経　13
先天異常　45
先天性水頭症　141
浅側頭動脈-中大脳動脈吻合
　　　　　　　　87,**90**,98
穿通枝　19
穿通枝梗塞→ラクナ梗塞　**85**,88
穿頭術　158
閃輝暗点　36
剪断応力　100
線維束攣縮　145
線条体　6
前下小脳動脈　**19**,20
前脚，内包の　6
前交通動脈　19
前骨間神経症候群　153
前障　6

索引

せ（続き）
前脊髄動脈症候群　**42**,128
前大脳動脈　19
前庭系　11
前庭脊髄路　11
前頭眼野　6
前頭葉　5
前脈絡叢動脈　19

そ
巣症状　5
総腓骨神経　12
総腓骨神経麻痺　153
造影CT　70
側頭動脈炎　35
側頭葉　5
測定障害　10

た
ダービーハット型骨折　102
ためいき呼吸　30
多発性筋炎　155
多発性硬化症　147
垂れ手　153
代謝性障害　28
体性神経系　12
胎生期癌　116
帯状回　6
大後頭孔拡大術　132
大後頭孔ヘルニア　27
大腿神経痛　43
大大脳静脈　21
大動脈弓症候群　90
大脳半球　**5**,164
第一次感覚野　5
高安病　90
脱水剤　**27**,158
脱髄疾患　**147**,173
単シナプス反射　12
単純撮影，X線の　75
単麻痺　33
淡蒼球　6

ち
チェーン・ストークス呼吸　30
チェンバレン線　123
チクロピジン　92
チック　137
チャドック反射　65
チャンス骨折　104
治療法，神経疾患の　**157**,174
痴呆→認知症　**49**,143,169
中心溝　5
中枢神経　4
中枢神経系　4
　――形態異常　**141**,173
中枢性過呼吸　30
中枢性高熱　160
中枢性神経細胞腫　113,**115**
中枢痛　8
中大脳動脈　**19**,20
中毒性疾患　28
中脳　8
中脳振戦　56
中脳水道　22
中膜壊死，小動脈の　93
虫部，小脳の　9
肘部管症候群　153
超音波検査　77
聴覚中枢異常　61
聴覚路　11
聴神経　13
聴神経血管圧迫　61
聴神経鞘腫　59,**115**
聴性脳幹反応　77
聴力検査　81
直撃損傷　100
直静脈洞　21
鎮痛薬　40

つ
対麻痺　33
椎間板ヘルニア　43,**121**,**122**
椎弓切除術　158
椎骨動脈　19
椎骨動脈撮影　74
椎骨脳底動脈循環不全症　59

て
ティネル徴候　150
テント切痕ヘルニア　**27**,28
デキストラン　86,**92**,106
デジタル・サブトラクション血管造影　74,161
てんかん　44,**136**
手口感覚症候群　42
低血圧　88,100,131
低酸素血症　100
低体温（脳温）療法　**93**,103
低ナトリウム血症　66
定位脳手術　86,95,136,**158**
定位放射線治療　98,113,**160**
転移性脳腫瘍　117
伝導性失語　**46**,48
伝導路　10

と
トゥレット症候群　137
トポグラフィ　77
トリプタン　37
トレムナー反射　65
ドネペジル　54
ドパミン　5
ドレナージ，脳室の　27
島　6
閉じこめ症候群　33
土曜日の夜麻痺　153
投射線維　10
疼痛　**38**,136,168
盗血症候群　89
頭頂後頭溝　5
頭頂葉　5
頭部外傷　**100**,171
橈骨神経　12
橈骨神経麻痺　153
同名半盲　6
動眼神経　13
動脈，脳の　19
動揺歩行　57
瞳孔反射　4

な
ナイダス　97
ナルコレプシー　136
内頸静脈　21
内頸動脈　19
内耳神経　13
内側縦束症候群　34
内大脳静脈　21
内分泌検査　80
内分泌障害　116
内包　**6**,164
内膜剥離術（CEA）　87,90
軟膜　18
難聴　61

索引　183

に
ニモディピン　93
ニューロパチー
　　　　　　　149, 151, 153, 173
ニューロン　4, 12, 15, 26, 39
ニューロン障害，上・下位運動の
　　　　　　　　　　　　　　32
二次元脳電図　77
二次痛　39
二分脊髄　132
認知症　6, 46, 49, 85, 143, 169

ね
ネガティブ・ミオクローヌス　56
ネッククリッピング　86, 97

の
ノルアドレナリン　5, 40
脳　4, 164
脳アミロイド血管症　93, 94
脳炎　138
脳回　5
脳幹　8, 166
脳幹圧迫　94, 101
脳幹障害　28
脳弓　6
脳虚血　88, 90
脳虚血評価　51
脳血管　19, 167
脳血管形成術　161
脳血管撮影　74
脳血管障害　45, 83
脳血管性認知症　49
脳血管内治療　161
脳血管攣縮　96
脳血行再建術　87
脳血栓症　88
脳溝　5
脳梗塞　89
脳挫傷　100, 101, 102
脳死　30
脳室　22
脳室周囲白質軟化症　142
脳室出血　94
脳室穿破　94
脳室内出血　142
脳出血（脳内出血）　93

脳腫瘍　45, 109, 171
脳循環測定　77
脳症　85
脳神経　12
脳神経核　8
脳振盪　101
脳性麻痺　142, 145
脳脊髄液　22, 167
脳脊髄液検査　75
脳脊髄液減少症　60
脳槽　22
脳槽造影　71, 75
脳塞栓症　89, 91
脳卒中　83, 85
脳損傷　100
脳代謝賦活薬　158
脳底動脈　19
脳動静脈奇形　97
脳動脈瘤　96
脳内血腫　100, 102
脳膿瘍　139
脳波　76
脳表出血→くも膜下出血　93
脳浮腫　24, 26, 158
脳ヘルニア　27, 94, 101, 102
脳保護療法　91
脳瘤　141
脳梁脂肪腫　113
膿瘍，脊髄硬膜下・硬膜外の
　　　　　　　　　　　　　133

は
ハングマン骨折　104
ハンスフィールド単位　70
ハンチントン病　7, 50, 137
バビンスキー徴候　33, 65
バルプロ酸ナトリウム　158
パーキンソン症候群　7
パーキンソン病　49, 55, 136, 144
パーキンソン歩行　59
はさみ足歩行　58
羽ばたき振戦　56
長谷川式簡易知能評価スケール
　（HDS-R）　51
破壺音　27
破裂脳動脈瘤　93
馬尾症候群　106
胚芽腫　110, 117

胚細胞腫瘍　116
排尿障害　105
排尿中枢　4, 9
白質　6, 10
橋本脳症　56
発汗障害　105, 131
反衝損傷　100

ひ
びまん性軸索損傷　100, 102
引き抜き損傷　151
皮質，大脳の　5
皮質下出血　94
皮質脊髄路　6, 10
皮膚筋炎　155
被殻　6
被殻出血　19, 94
被覆構造物，中枢神経の　18, 166
尾状核　6
微小血管減圧術　137
表在反射　65
標準失語症検査　48
病巣局在　66
病態失認　6

ふ
フィトナジオン　133
フォヴィル症候群　34
フランケル分類　104
フリードライヒ家族性遺伝性運動
　失調症　10
フレア法　72
ブラウン・セカール症候群　105
ブローカ失語　46
ブローカの運動性言語中枢　6
ブロードマンの脳地図　5
プラチナコイル　97
プリオン病　140, 143
プロトン　72
ふるえ　54, 136, 169
不随意運動　6, 54, 136, 144, 169
不全麻痺　33
舞踏病　7, 136, 145
副交感神経　15
副神経　13
分娩麻痺　151
分回し歩行　57

へ

ヘパリン 92
ヘリオトロープ皮疹 155
ヘリカルCT 71
ヘルペス後神経痛 40
ヘルペス脳炎 138
ベネディクト症候群 33
ベラパミル 38
ベル麻痺 33
平衡機能検査 81
閉塞血管再開通療法 91
片頭痛 35
片側感覚障害 6
片麻痺 6,33
辺縁系，大脳の 6,164
変形性脊椎症 42
変性疾患 143,173
扁桃核（扁桃体） 6

ほ

ホフマン反射 65
ホメオスタシス 8
ホルネル徴候 131
ホルモン 80,116
ホルモン補充療法 116
ボツリヌス療法 57,137
ポジトロン核種 78
ポット脊柱後弯 133
ポリニューロパチー 42
歩行失行 59
歩行障害 57,169
保存的治療法 158
補助診断法 69,170
放射線療法 113,116,127
縫合，頭蓋の 18
縫合離開 27
乏突起神経膠腫 110,114
発作 136
勃起不全 15

本態性振戦 55
本能 4

ま

マクレガー線 123
マジャンディー孔 22
マンニトール 27,86,92,158
麻痺 32
末梢神経系 4,12,166
末梢神経障害 149,173
松葉杖麻痺 153

み

ミエログラフィ 71,76
ミオクローヌス 137
ミオトニア 156
ミオパチー 154,174
ミトコンドリア脳筋症 154
ミニ・メンタル・ステート検査 51
ミヤール・ギュブレ症候群 33
未分化神経外胚葉性腫瘍 110,115
味覚路 11
耳鳴り 61,170
脈なし病 90
脈絡叢 22

む・め・も

むちうち症 60
無信号領域 129
メシル酸ブロモクリプチン 116
メニエール病 59
めまい 59,169
迷走神経 13
モンロー孔 22
もやもや病 96,98
網様体脊髄路 11
問診，神経疾患の 64

や・ゆ・よ

薬物療法 158
誘発電位 77
腰仙骨神経叢 12
腰椎穿刺 75
翼口蓋神経節神経痛 40

ら・り・る

ラクナ梗塞 89
雷鳴頭痛 35
落陽現象 27
リニアック 160
リュックサック麻痺 151
リンパ腫 110,117
流暢失語 46
両耳側半盲 80,116
ルシュカ孔 22
類皮腫 113

れ・ろ

レイノー現象 42,155
レビー小体型認知症 49
レボドパ→L-ドーパ 54
レンズ核 6
冷覚 38
連合線維 10
連合野 5
ローランド溝 5
ロメリジン 38
肋間神経痛 40

わ

ワルテンベルグ徴候 65
ワルファリン 86,93
ワレンベルグ症候群 33,42,89
鷲手 153
腕神経叢 12
腕神経叢麻痺 151